全国高等院校医学实验教学规划教材

医学形态实验学 I

——解剖学分册

主　编　洪乐鹏

主　审　龙大宏

副主编　叶秉坤　罗秀梅　杨丹迪　李佳楣

编　者（以姓氏笔画为序）

丁红梅　王智明　石　纯　叶秉坤

李佳楣　杨丹迪　罗秀梅　洪乐鹏

郝彦利　宣爱国　黄婉丹

秘　书　黄婉丹

科学出版社

北　京

内 容 简 介

　　本实验教材是根据五年制解剖学教学大纲和医学形态学教学改革的要求,结合编者多年的解剖教学实践经验及参考国内、外相关解剖实验的资料编著而成。全书共分六篇,以章节的内容为独立实验教学单元,每章节内容包括概述、实验目的与要求、实验内容和练习题,书后附有讨论题和英汉常用人体解剖学术语。教材既能满足解剖学实验教学的需要,又能方便学生课后复习和学习英文解剖术语。

　　本实验教材适合临床医学及相关专业本科生使用,也可供研究生参考。

图书在版编目 (CIP) 数据

　　医学形态实验学.Ⅰ,解剖学分册 / 洪乐鹏主编 .—北京:科学出版社,2014.1
　　全国高等院校医学实验教学规划教材
　　ISBN 978-7-03-039554-2

　　Ⅰ. 医… Ⅱ. 洪… Ⅲ. ①人体形态学-实验-医学院校-教材 ②人体解剖学-实验-医学院校-教材 Ⅳ. R32-33

　　中国版本图书馆 CIP 数据核字(2014)第 009972 号

责任编辑:王　颖　周万灏 / 责任校对:宣　慧
责任印制:徐晓晨 / 封面设计:范璧合

科 学 出 版 社 出版
北京东黄城根北街 16 号
邮政编码:100717
http://www.sciencep.com

北京建宏印刷有限公司 印刷
科学出版社发行　各地新华书店经销

*

2014 年 1 月第 一 版　　开本:787×1092　1/16
2018 年 1 月第二次印刷　　印张:11.5
字数:271 000
定价:65.00 元
(如有印装质量问题,我社负责调换)

前　言

　　解剖学是一门研究正常形态结构的学科,属形态学范畴。学习解剖学的目的是让医学生掌握正常人体各系统器官的位置、形态和结构,并理解与其功能之间的关系,为学习其他医学基础课程和临床课程打下基础,因此,学好解剖学知识是非常重要和必要的。解剖学描述多、名词多、内容抽象、难以理解记忆,通过实验课的标本观察和实地解剖操作,解剖结构将在初学者脑海里留下深刻的直观印象,有助学生对解剖知识的学习记忆。

　　解剖学实验教学不仅仅是单纯的验证理论课所教授的内容,同时,在实验室还要讲授教学大纲中所规定的部分内容,这部分内容是在大课少讲或不讲的,但又是医学生所必须具备的知识。实验过程中,在教师指导下学生通过对人体形态结构的标本模型等进行独立的观察、寻认、分析、对比、描述、记忆、归纳总结,从而获得比较全面、系统的解剖学知识。同时,学生还需运用人体整体性的观点、进化发展的观点、人类社会性的观点、形态与功能相统一的观点、理论联系实际的观点,来完成整个实验教学活动。因此,解剖学实验课十分重要,为解剖学实习中的重要环节,是提高教学质量的关键。

　　本实验教材按照五年制解剖学教学大纲的要求,结合编者们长期教学积累的经验,参考国内、外有关解剖实验的资料编著而成,目的是帮助学生更好地掌握解剖学的学习方法和规律,熟悉标本观察及解剖操作技巧,培养医学生的综合素质,同时抓住解剖学的教学重点和难点,使学生课后复习能有的放矢,从而达到提高解剖学教学水平的目的。我们衷心希望本教材能够满足现代医学教育教学改革和医学生培养目标的需要。

　　由于编者水平有限,不足之处在所难免,敬请批评指正。

编　者

2013 年 9 月

目　　录

第一篇　运 动 系 统

第二篇　内 脏 学

第三篇　脉 管 学

第四篇　感 觉 器 官

第五篇　神 经 系 统

第六篇　内分泌系统

第一篇 运动系统

第一章 骨 学

第一节 骨学总论 躯干骨

一、概 述

运动系统包括骨学、关节学和肌学三部分。在运动过程中,骨起杠杆作用。骨是一类器官,成人全身共有 206 块。按照在身体上的部位可分为躯干骨、颅骨和附肢骨。躯干骨和颅骨又合称中轴骨。按形态,骨又分为长骨、短骨、扁骨和不规则骨。骨由骨膜、骨质和骨髓三部分构成,并具丰富的血管、淋巴和神经。骨含有机质和无机盐两种成分。骨的生长方面,包括软骨化骨和膜化骨。

躯干骨包括椎骨、胸骨和肋骨三部分。其中椎骨又分为 7 块颈椎、12 块胸椎、5 块腰椎、1 块骶骨和 1 块尾骨。胸骨分为胸骨柄、胸骨体和剑突三部分。肋骨分为真肋、假肋和浮肋。

通过实验观察,查明骨的形态、构造和躯干骨的形态结构,理解骨的理化特性和生长发育过程。

二、实验目的与要求

1. 观察骨的形态、构造。
2. 辨认躯干骨的分类。
3. 观察椎骨的一般形态,比较颈椎、胸椎、腰椎的形态特点。
4. 观察寰椎、枢椎、隆椎和骶骨的形态特点。
5. 观察胸骨和典型肋骨的形态结构。
6. 触摸隆椎和胸骨角,体会它们的临床意义。

三、实验内容

(一) 标本及教具

1. 煅烧骨和脱钙骨。
2. 股骨(含冠状切)、肱骨、颅盖骨(额骨、顶骨、枕骨)、上颌骨、椎骨、腕骨和跗骨。
3. 小儿冠状切长骨(显示骺软骨)。
4. 整体骨架。
5. 游离颈椎、胸椎、腰椎、骶骨、肋骨和胸骨。

(二) 实验过程

1. 观察骨的形态,体会长骨有骨骺端、长骨体和骨髓腔,如:股骨、肱骨;短骨大体呈方形,如:腕骨、跗骨;扁骨有内板、外板和板障,如:颅盖骨;不规则骨形态不规则,如:上颌骨、椎骨。

2. 观察骨的构造,在纵切股骨上查看骨干处的骨密质,色浅,质地细密坚硬,内面是骨髓腔,活体应有黄骨髓;查看骨骺端的骨松质,色暗,呈蜂窝状的骨小梁间的空泡内活体应有红骨髓。骨表面特别是在骺端,有不少滋养孔。

3. 在冠状切股骨的骨骺端观察,隐约有骺线存在(骨松质的骨小梁纹路在此线处错开)。

4. 在小儿冠状切长骨上观察骨骺端,可见骺软骨,理解青少年增高与骨龄的推断方法。

5. 观察煅烧骨与脱钙骨,理解骨的物理和化学组成及其特性。骨同时含无机盐和有机质,所以既有硬度也有韧性。煅烧骨令其有机质碳化,骨虽硬但变脆;骨经醋泡,其钙形成醋酸钙脱出,剩下有机质,骨变软,可以打结。

6. 在整体骨架上辨认躯干骨的三个组成部分:椎骨、胸骨和肋骨。

7. 对照整体骨架观察单独一块椎骨的正常体位,并想象在自己身上如何摆放(椎体朝前,棘突向后下方倾斜)。观察椎骨的一般形态,以胸椎为例,查认:椎体、椎弓、椎孔、横突、棘突、椎弓根、椎弓板和上、下关节突等结构。

8. 在上、下相邻的两椎骨上,观察椎上切迹、椎下切迹和椎间孔,体会关节突关节的构成和椎管的形成。

9. 观察颈椎、胸椎、腰椎特有的结构,如:颈椎的横突孔、椎体钩,胸椎的上、下肋凹及横突肋凹,腰椎的副突、乳突,鉴别三大类椎骨。

10. 观察特殊的颈椎 寰椎、枢椎和隆椎。体会寰枕关节和寰枢关节的构成;通过触摸隆椎计数椎骨,因隆椎棘突长而末端不分叉,颈部活动度大,低头时隆椎棘突凸出,以此为标志,可分别向上、向下进行计数,触摸辨认7个颈椎、12个胸椎和5个腰椎的棘突。

11. 在第6颈椎上查认颈动脉结节(第6颈椎横突前结节较大),将前方的颈总动脉压在其上可进行压迫止血(**慎试!**)。

12. 观察骶骨上的结构 骶岬、耳状面、骶粗隆、骶管、骶前、后孔、骶正中嵴、骶中间嵴、外侧嵴、骶角和横线等。注意:骶骨由5块骶椎融合而成,如第1骶椎脱离则形成第6腰椎,如第5腰椎与骶骨融合则称腰椎骶化,均属正常变异。

13. 观察肋骨,特别是3～10肋,辨认肋头、肋颈、肋结节、肋角、肋体和肋沟。在整体骨架上比对肋骨的正常体位:肋头朝后,肋沟朝下,前端向前下方倾斜2个肋间隙(所以胸骨角平对第2肋,又平对第4胸椎)。理解真肋、假肋和浮肋的概念。

14. 将肋头的关节面与上、下相邻两胸椎椎体的上、下肋凹相接,同时将肋结节与横突肋凹相接,体会肋骨与胸椎的连结。注意每根肋骨前端都似断口,因为还要经肋软骨才连接到胸骨。

15. 观察构成胸骨的三部分 胸骨柄、胸骨体和剑突。观察颈静脉切迹、锁切迹和肋切迹。体表触摸颈静脉切迹。

16. 体表触摸胸骨角(胸骨柄与胸骨体连接处,向前凸起),胸骨角两侧连接第2肋软骨,平对第2肋,以此为标志可向下计数其余各肋。

〔练　习　题〕

1. 如何区别颈椎、胸椎和腰椎？

2. 什么是寰椎与枢椎？它们有何特殊之处？

3. 什么是颈动脉结节？有何临床应用？

4. 什么是隆椎？有何临床意义？

5. 什么是胸骨角？有何临床意义？

6. 何为骶角？有何临床意义？

7. 名词解释

骨髓_____

_____

椎弓板_____

_____

颈静脉切迹_____

_____

肋沟_____

_____

8. 填图

（1）颈椎的形态

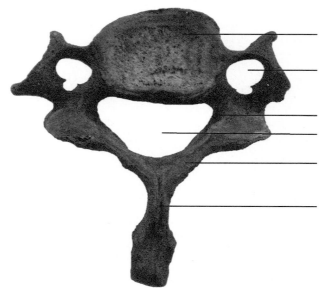

（2）胸椎的形态

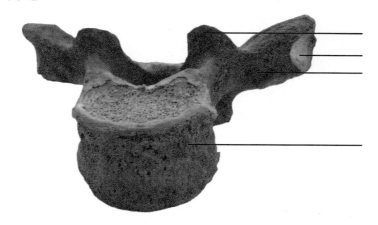

（3）骶骨的形态

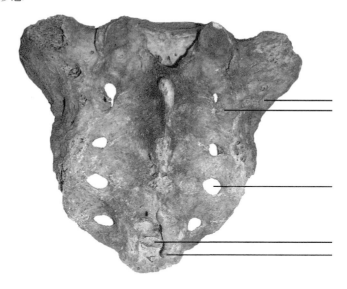

（杨丹迪）

第二节 颅 骨

一、概 述

颅骨在成人共有 23 块（不包括 3 对听小骨，因听小骨司声波震动放大功能，不计入运动系统），借关节和缝连结成颅。颅内有脑，眼眶中有眼，口腔和鼻腔内有相关器官，所以颅对神经系统、感觉器官、消化系统和呼吸系统起始部都具支持和保护作用。

颅分为后上部的脑颅和前下部的面颅。其中脑颅骨共 8 块，包括成对的顶骨和颞骨，不成对的额骨、筛骨、蝶骨和枕骨。它们共同构成了颅腔，容纳脑，故称脑颅骨。面颅骨共 15 块，包括成对的颧骨、上颌骨、泪骨、鼻骨、腭骨和下鼻甲骨，不成对的下颌骨、犁骨和舌骨。它们构成了面部的支架，故称面颅骨。

通过实验观察，查认脑颅骨、面颅骨的位置，辨认颅的重要结构，理解这些结构的功能。

二、实验目的与要求

1. 辨认 23 块颅骨，区分 8 块脑颅骨和 15 块面颅骨。
2. 观察筛骨、蝶骨、颞骨、腭骨和下颌骨。
3. 观察整颅的缝和裂。
4. 查认颅的前面、侧面、颅底内面、外面的重要结构。
5. 观察骨性鼻旁窦。
6. 观察新生儿颅，辨认颅囟。

三、实验内容

（一）标本及教具

1. 标本

（1）整颅标本（涂有颜色以区分不同颅骨）。

（2）离散颅标本、颅骨散件（盒装）、下颌骨。

（3）颅水平切标本（示颅底内、外面观）。

（4）颅冠状切、矢状切（需显示出鼻旁窦）。

（5）新生儿颅标本。

2. 模型

（1）整颅模型。

（2）颅水平切模型。

（二）实验过程

1. 对照课本和图谱在离散颅标本上观察 8 块脑颅骨和 15 块面颅骨的位置。先观察颧骨、额骨、顶骨、枕骨、颞骨、上颌骨、下颌骨、鼻骨、舌骨；再结合盒装颅骨散件观察筛骨、蝶骨、腭骨、泪骨、下鼻甲骨和犁骨。

2. 在非离散的整颅上，指认 23 块颅骨的位置，辨认冠状缝、矢状缝、人字缝及蝶岩裂、岩枕裂。

3. 观察筛骨、蝶骨、颞骨、腭骨和下颌骨，辨认它们的一些细小结构如：筛骨的垂直板，上、中鼻甲等；蝶骨的小翼，大翼，翼突及内、外侧板，翼窝等；颞骨的鳞部，鼓部和岩部等；腭骨的水平板和垂直板；下颌骨的头、颈、支、体、角、切迹、冠突、下颌孔、颏孔、咬肌粗隆、颏棘等。

4. 在颅水平切标本上观察颅底内面观的重要结构。因结构细小薄弱，可用竹签指示或探查（不要用笔去捅，以免损坏标本）。颅底内面观结构众多，可借助有标注的标本，先掌握颅前窝、颅中窝和颅后窝的划分，从颅侧面透视体会三个窝位于不同水平面。颅前窝内辨认鸡冠、筛板、筛孔等结构。颅中窝内辨认中间区的垂体窝、前床突、交叉前沟、视神经管、眶上裂、颈动脉沟、破裂孔等结构；辨认外侧区的圆孔、卵圆孔、棘孔、三叉神经压迹，鼓室盖等结构。颅后窝内辨认枕骨大孔、内耳门、横窦沟、乙状窦沟、颈静脉孔、舌下神经管内口、枕内隆凸等结构。用竹签探查各孔裂，观察它们通向何处。

5. 在颅水平切标本上观察颅底外面观的重要结构。借助颅底内面观的基础，对照来记忆，如卵圆孔、棘孔、颈静脉孔和枕骨大孔，内外都有且相通；内有颈动脉管内口、舌下神经管内口、内耳门，外有颈动脉管外口、舌下神经管外口、外耳门等；查看蝶骨翼突、翼突内、外侧板。

6. 指出颅底外面观其他重要结构：乳突、茎突、茎乳孔、枕髁、髁管、关节窝、关节结节、枕外隆凸等。体表触摸枕外隆凸。

7. 颅侧面观上主要观察翼点，区分颞窝、颞下窝和翼腭窝，查认圆孔通翼腭窝。

8. 颅前面观主要观察眶和骨性鼻腔。眶：查认眶上孔（眶上切迹）、眶下孔、泪腺窝、泪囊窝和眶下沟，用竹签探查视神经管和眶上裂，通入颅中窝；探查眶下裂，通入翼腭窝。骨性鼻腔：查看三个鼻甲和犁骨。

9. 观察骨性鼻旁窦，颅矢状切上可看到额窦：额骨内的空泡；蝶窦：蝶骨体内的空泡，一个。颅冠状切上可看到筛窦：筛骨内许多蜂窝状空泡；上颌窦：上颌骨内的大空泡，一边一个。

10. 观察新生儿颅，触摸前囟、后囟、蝶囟和乳突囟。理解各囟门闭合的时间对新生儿生长发育的意义。

〖练 习 题〗

1. 脑颅骨有哪几块？哪些成对哪些不成对？面颅骨有哪几块？哪些成对哪些不成对？

2. 眼眶借眶上裂与眶下裂分别通哪里？

3. 颅前窝、颅中窝、颅后窝各有哪些重要结构？

4. 翼点位于何处？有何临床意义？

5. 鼻旁窦有哪几对？有何生物学上的意义？

6. 什么是前囟？一般什么时候闭合？

7. 名词解释

颏棘 _____

破裂孔

翼腭窝

茎乳孔

8. 填图
（1）颅底内面观

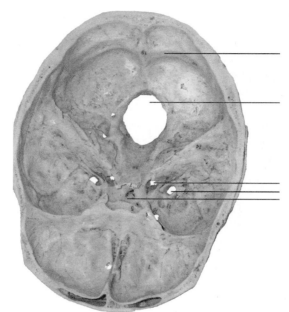

（2）颅前面观

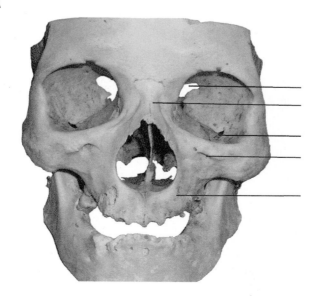

（3）下颌骨

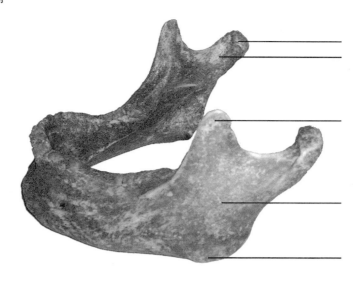

（杨丹迪）

第三节 附 肢 骨

一、概 述

附肢骨又称四肢骨,包括上肢骨和下肢骨。人类由于直立行走,上肢获得了解放,相对纤细,关节趋于灵活;下肢骨粗壮,适于支持与负重,关节相对稳固。四肢骨又分为肢带骨与自由肢骨。与躯干相连接的称肢带骨;能自由活动的称自由肢骨。

上肢骨包括锁骨、肩胛骨、肱骨、桡骨、尺骨和手骨,每侧有 32 块,共 64 块。其中锁骨和肩胛骨为上肢带骨,其余为自由上肢骨。下肢骨包括髋骨、股骨、髌骨、胫骨、腓骨和足骨,每侧有 31 块,共 62 块。其中髋骨为下肢带骨,其余为自由下肢骨。

通过实验观察,查认上、下肢骨的形态结构,理解结构与运动功能相适应的关系。

二、实验目的与要求

1. 观察上、下肢骨的正常位置,区分肢带骨和自由肢骨。
2. 观察上肢的肩胛骨、锁骨、肱骨、尺骨、桡骨,辨认其主要结构。
3. 观察下肢的髋骨、股骨、胫骨、髌骨、腓骨,辨认其主要结构。
4. 观察腕骨、掌骨、指骨以及跗骨、跖骨、趾骨的一般形态。
5. 触摸四肢的骨性体表标志。

三、实验内容

（一）标本及教具

1. 标本

（1）整体骨架。

（2）游离上肢骨。

（3）游离下肢骨。

（4）小儿髋骨。

2. 模型

（1）手骨模型（盒装或固定）。

（2）足骨模型（盒装或固定）。

（二）实验过程

1. 观察整体骨架，区分出上肢带骨和下肢带骨，辨认出锁骨、肩胛骨和髋骨。查认自由上、下肢骨。

2. 取一根锁骨，先在整体骨架上比对，通过观察确定其正常位置，辨明左、右（以下辨明左、右同法），再对照课本和图谱辨认出锁骨的肩峰端、胸骨端和锁骨体等结构。

3. 取一块肩胛骨，辨明左右，观察主要结构：上角、下角、外侧角、肩峰、肩胛冈、冈上窝、冈下窝、肩胛下窝、喙突、关节盂、盂上结节、盂下结节、肩胛颈、肩胛切迹等。找出同侧的锁骨，比对肩峰端如何与肩峰相接。

4. 取肱骨一根，辨明左右，观察它的主要结构：肱骨头、解剖颈、大结节、小结节、结节间沟、外科颈、肱骨体、三角肌粗隆、桡神经沟、冠突窝、鹰嘴窝、内上髁、外上髁、尺神经沟、肱骨小头、肱骨滑车等。找出同侧肩胛骨，比对肱骨头与关节盂，组成肩关节。

5. 取尺骨一根，辨明左右，再观察它的主要结构：鹰嘴、冠突、滑车切迹、桡切迹、尺骨头等。

6. 取桡骨一根，辨明左右，观察它的主要结构：桡骨头、桡骨头凹、桡骨颈、桡骨粗隆、环状关节面、尺切迹、桡骨茎突等。找出同侧的肱骨、尺骨、桡骨，比对肘关节的构成，体会桡尺近、远侧关节的运动。

7. 观察手骨，辨认 8 块腕骨，查看其排列情况及如何形成腕沟。体会腕关节的构成。观察掌骨、指骨的形态和数目。

8. 观察单独一块髋骨，结合小儿髋骨标本，区分出髋骨的三个组成部分：髂骨、耻骨和坐骨（小儿髋骨的三部分由软骨连结，髋臼内可见"Y"字形软骨板，成人髋骨完全融合成一整块）。观察髋骨上的主要结构：髂嵴、髂结节、髂前上棘、髂前下棘、髂后上棘、髂后下棘、耳状面、髂粗隆、髂窝、弓状线、耻骨梳、耻骨结节、耻骨嵴、耻骨联合面、闭孔、坐骨大切迹、坐骨小切迹、坐骨棘、髋臼、髋臼窝、髋臼切迹、坐骨结节等。

9. 取股骨一根，辨明左右，观察它的主要结构：股骨头、股骨头凹、股骨颈、大转子、小转子、转子间线、转子间嵴、耻骨肌线、臀肌粗隆、内侧髁、外侧髁、内上髁、内下髁、外上髁、外下髁、收肌结节、髁间窝、髌面等。比对股骨头与髋臼如何构成髋关节。

10. 取胫骨一根，辨明左右，观察它的主要结构：内侧髁、外侧髁、髁间隆起、胫骨粗隆、比目鱼肌线、腓关节面、骨间缘、内踝等。比对膝关节的构成，注意腓骨并不参与其中。

11. 观察髌骨和腓骨的形态，辨认髌底、髌尖、髌关节面、腓骨头、骨间缘、外踝等。观察足骨，辨认 7 块跗骨，查看其排列情况。比对踝关节如何构成。观察跖骨、趾骨的形态和数目。

12. 体表触摸肩峰、肩胛冈、锁骨体、尺神经沟、鹰嘴、尺骨头、豌豆骨、髂嵴、髂结节、髂前上棘、髂后上棘、坐骨结节、大转子、髌骨、内踝、外踝和跟骨结节等。

〖练 习 题〗

1. 上、下肢带骨分别有什么骨？

2. 以下结构分别位于何骨：外科颈、桡神经沟、尺神经沟、喙突、鹰嘴、关节盂、闭孔、大转子、臀肌粗隆、髁间隆起、内踝、外踝？

3. 解剖颈与外科颈有何不同之处？

4. 髋臼与髋臼窝有何不同之处？

5. 髋骨由哪三部分骨组成？有哪些重要结构？

6. 写出 8 块腕骨的名称。

7. 名词解释

喙突

_____

_____

鹰嘴

_____

_____

收肌结节

_____

_____

大转子

_____

_____

8. 填图

（1）肩胛骨

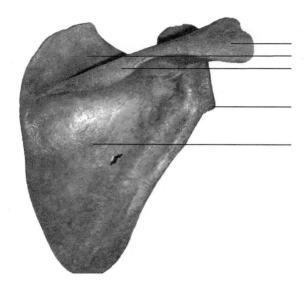

（2）肱骨上端

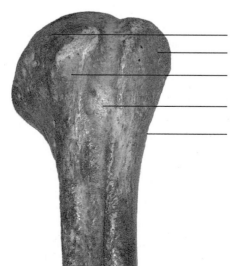

（3）髋骨外面观

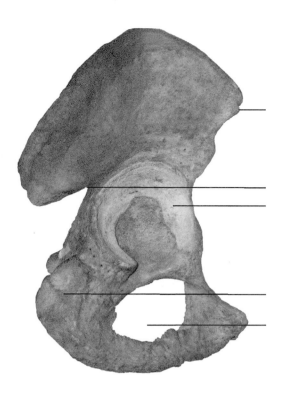

（杨丹迪）

第二章 关 节 学

第一节 关节学总论 中轴骨连结

一、概 述

骨与骨之间借纤维结缔组织、软骨和骨相连结,称骨连结。按骨连结连结形式的不同,可分为直接连结和间接连结两种。间接连结又称关节,是骨连结的最高分化形式,构成关节的各骨由结缔组织包绕,围成密闭腔隙,内充以滑液,其活动度较大。

中轴骨连结包括躯干骨的连结和颅骨的连结。躯干骨的连结主要形成脊柱和胸廓。脊柱由 24 块椎骨、1 块骶骨和 1 块尾骨连结而成,除支持身体,保护脊髓、脊神经和内脏外,还有很大的运动功能,可作屈、伸、侧屈、旋转和环转运动。胸廓由 12 块胸椎、12 对肋和 1 块胸骨连结而成,具有保护、支持和参与呼吸运动的功能。颅骨的连结以直接连结为主,比较牢固,间接连结主要有颞下颌关节,属于联合关节,可使下颌骨作上提、下降、前进、后退及侧方运动。

通过实验观察,查明关节的结构和中轴骨的连结情况,理解关节的运动形式和脊柱、胸廓的功能。

二、实验目的与要求

1. 辨认骨连结的类型,理解其功能。
2. 观察关节的基本结构和辅助结构,理解其功能。
3. 体会关节的运动,理解关节的运动形式。
4. 查看连结椎骨的各结构的位置和构成,观察脊柱的位置与组成。
5. 观察胸廓的组成与形态。
6. 观察颞下颌关节的组成与形态特点。

三、实 验 内 容

（一）标本及教具

1. 标本

（1）直接连结标本:前臂骨间膜、小腿骨间膜、颅顶、腰段脊柱、耻骨联合、骶骨标本。

（2）间接连结标本:肩关节标本(打开关节囊和未打开关节囊)。

（3）脊柱的标本:颈段脊柱标本(需有一个显示项韧带的标本)、腰段脊柱标本、去除椎体的脊柱标本、去除椎弓的脊柱标本、椎间盘处横断的脊柱标本。

（4）胸廓的标本:肋椎关节标本、胸肋关节标本。

（5）颞下颌关节标本(打开关节囊和未打开关节囊)。

（6）中轴骨骨架标本。

2. 模型

（1）脊柱模型(显示椎间盘的位置)。

（2）胸廓模型(显示肋弓和胸骨下角)。

（二）实验过程

1. 直接连结

（1）纤维连结：骨与骨之间借纤维结缔组织相连。观察前臂、小腿骨间膜、颅骨的缝。

（2）软骨连结：骨与骨之间借软骨相连。观察耻骨联合间的连结（耻骨间盘）和椎体间的连结（椎间盘）。

（3）骨性结合：骨与骨之间借骨组织相连。观察骶骨（由各骶椎结合而成）。

2. 间接连结

（1）关节的基本结构

1）关节面：是构成关节各相关骨的接触面。在打开关节囊的肩关节标本上观察，关节面上覆有关节软骨，颜色较白。

2）关节囊：是附于关节面周围骨面的致密结缔组织囊。关节囊分为两层，外层粗糙是纤维层，内层光滑是滑膜层。在未打开关节囊的肩关节标本上观察关节囊的附着情况。

3）关节腔：是关节软骨和关节囊滑膜层之间的密闭腔隙。在打开关节囊的肩关节标本上观察已打开的关节腔。

（2）关节的辅助结构：留待观察各关节时再学习。

3. 脊柱

（1）椎骨间的连结

1）椎体间的连结：其连结结构有前纵韧带、后纵韧带和椎间盘。在脊柱标本及模型上观察，可见椎体与椎体之间稍显膨大而凸出，此处即位于椎体之间的椎间盘，取椎间盘处横断的脊柱标本观察椎间盘的形态，可见其由周围多层环形的纤维环和中央柔软的髓核构成。在椎体和椎间盘的前面，有一条纵行的扁而宽的纤维带，称前纵韧带。取去除椎弓的脊柱标本观察，椎体和椎间盘的后面，也可见到一条纵行的纤维带，称后纵韧带。它比前纵韧带窄、薄。

2）椎弓间的连结：取去除椎体的脊柱标本进行观察。从前面看，可见各椎弓板之间有呈淡紫色（新鲜时呈黄色）的韧带，称黄韧带。从侧面看各棘突之间的结缔组织称棘间韧带。从后面看，纵行覆盖各棘突末端的一条略宽的纤维结缔组织束，称棘上韧带。棘上韧带在颈部增宽成膜状，称项韧带（在颈段脊柱显示项韧带的标本上观察）。以上皆为直接连结，而椎弓间的间接连结为各关节突关节，由相邻椎骨的上、下关节突构成。注意思考：①椎间盘脱出症的解剖学原理及其对脊神经的影响。②若自棘突间进行椎管穿刺，需依次经过哪些韧带？

（2）脊柱的整体观及运动：脊柱由所有椎骨及其连结装置构成。在骨架上观察脊柱，从前面看，可见各椎骨的椎体从上向下逐渐加大，至第2骶椎为最宽。从侧面看，脊柱呈"S"形，有颈、胸、腰、骶四个弯曲，其中颈、腰二曲凸向前；胸、骶二曲凸向后。从后面看，可见各棘突连贯形成纵嵴。棘突在颈部较短，近水平位，胸部较长，斜向后下，在腰部则呈水平位向后伸出。脊柱可作屈、伸、侧屈、旋转和环转运动（请在自己的身上完成脊柱的各种运动，理解脊柱的运动形式）。

4. 胸廓

（1）肋椎间的连结（肋椎关节）：取肋椎关节标本及胸廓模型观察。

1）肋头关节：由胸椎椎体两侧的肋凹与肋头关节面构成。

2）肋横突关节：由胸椎横突肋凹与肋结节关节面构成。

（2）胸肋间的连结（胸肋关节）：胸肋间的连结是指肋软骨与胸骨间的连结。取胸肋关节标本观察，先辨清第1~7肋软骨，然后轻轻地逐个扳动第2~7肋软骨，可见它们与胸骨之间有窄小的关节腔，第1肋骨与胸骨之间则没有。所以第2~7肋软骨与胸骨之间的连结统称胸肋关节,而第1肋软骨与胸骨之间的连结,称第1肋胸肋结合。

(3)胸廓的整体观及运动:胸廓由12块胸椎、12对肋和1块胸骨连结而成。在骨架及胸廓模型上观察,胸廓略呈圆锥形,上窄下宽,左右径大于横径。第8~10肋软骨前端与上位肋软骨借软骨间连结形成肋弓。两侧肋弓在中线构成向下开放的胸骨下角。胸廓主要参与呼吸运动,吸气时,肋前部抬高,胸骨上升,使胸廓前后径和横径增大,胸腔容积增加,呼气时则作相反的运动(请深吸气和呼气,感受胸廓在呼吸时的运动)。

5. 颞下颌关节　各颅骨之间多借缝、软骨或骨性结合相连结,仅有颞骨与下颌骨之间形成关节,即颞下颌关节。先在骨架上观察,可见颞下颌关节由颞骨的下颌窝、关节结节和下颌头组成,取颞下颌关节标本观察,轻轻拉动下颌骨可见其关节囊很松弛。再观察打开关节囊的标本,拉下颌骨向下,可见下颌头与下颌窝之间有一片状结构,将关节腔分成上下两部分,此结构叫关节盘(为关节的辅助结构)。颞下颌关节属于联合关节,可使下颌骨作上提、下降、前进、后退及侧方运动,从而完成开口、闭口和研磨的动作(请在自己的身上完成颞下颌关节的各种运动,理解下颌骨的移动方向)。注意思考:若颞下颌关节出现脱位,其相邻关节面之间的位置关系会发生怎样的改变?如进行关节复位,应注意哪些事项?

〖练　习　题〗

1. 请描述关节的基本结构和辅助结构。

2. 关节的运动形式分别有哪些?

3. 各椎骨通过什么结构连结形成脊柱? 脊柱的运动形式分别有哪些?

4. 胸廓是如何构成的? 其运动如何?

5. 请描述颞下颌关节的组成、结构特点和运动方式。

6. 名词解释

屈和伸

收和展

旋转

环转

椎间盘

黄韧带

7. 填图

（1）椎间盘

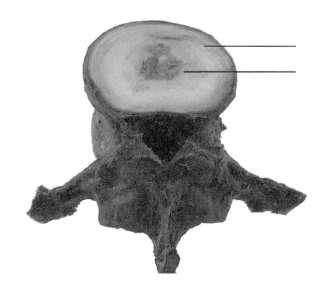

（2）脊柱矢状切

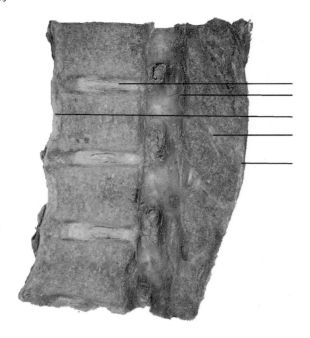

（黄婉丹）

第二节　四肢骨连结

一、概　　述

　　四肢骨连结包括上肢骨的连结和下肢骨的连结。上肢骨的连结包括上肢带骨连结和自由上肢骨连结，主要有胸锁关节、肩锁关节、肩关节、肘关节、前臂骨连结和手关节。下肢骨的连结包括下肢带骨连结和自由下肢骨连结，主要有骨盆、髋关节、膝关节、胫腓骨连结和足关节。

　　通过实验观察，查明四肢关节的组成和结构特点，理解四肢关节的运动形式。

二、实验目的与要求

　　1. 观察胸锁关节、肩锁关节和喙肩韧带的形态。

　　2. 观察肩关节、肘关节、桡腕关节的组成和结构特点，在活体上体会关节的运动。

　　3. 观察前臂骨连结、腕骨间关节、腕掌关节、掌骨间关节、掌指关节和指骨间关节的形态。

　　4. 观察骨盆的组成、分部、正常姿势和性别差异。

　　5. 观察髋关节、膝关节、踝关节的组成和结构特点，在活体上体会关节的运动。

　　6. 观察胫腓骨连结、跗骨间关节、跗跖关节、跖骨间关节、跖趾关节和趾骨间关节的形态。

　　7. 观察足弓的组成。

三、实 验 内 容

（一）标本及教具

标本

（1）上肢带骨连结标本:胸锁关节标本(打开关节囊),肩关节标本(带锁骨)。

（2）自由上肢骨连结标本:肩关节标本(打开关节囊和未打开关节囊),肘关节标本(打开关节囊和未打开关节囊),桡腕关节标本(打开关节囊),前臂骨间膜标本,手关节标本(包括冠状切),手骨标本。

（3）下肢带骨连结标本:骨盆标本(包括整体和矢状切)。

（4）自由下肢骨连结标本:髋关节标本(打开关节囊和未打开关节囊),膝关节标本(矢状切、打开关节囊和未打开关节囊),踝关节标本(打开关节囊和未打开关节囊),小腿骨间膜标本,足关节标本,足骨标本。

（二）实验过程

1. 上肢带骨连结

（1）胸锁关节:取打开关节囊的胸锁关节标本观察,胸锁关节由锁骨的胸骨端与胸骨的锁切迹和第1肋软骨上缘构成,关节内有关节盘将关节腔分隔为外上和内下两部分。此关节可做三轴运动:绕矢状轴作上下运动;绕垂直轴作前后运动,绕冠状轴做旋转和环转运动。

（2）肩锁关节:取带锁骨的肩关节标本观察,可见此关节由锁骨的肩峰端与肩胛骨的肩峰关节面构成。属平面关节,活动度很小。

（3）喙肩韧带:取肩关节标本,可见喙突与肩峰之间有一结缔组织束,即为此韧带,可防止肩关节向上脱位。

2. 自由上肢骨连结

（1）肩关节:由肱骨头及肩胛骨关节盂构成。取未打开关节囊的肩关节标本观察,可见关节囊薄而松弛,近侧端附着于肩胛骨关节盂周缘,远侧端附于肱骨的解剖颈。囊的前上部有连接于喙突与肱骨大结节间的喙肱韧带(为关节的辅助结构),囊下壁最为薄弱,因而肩关节易向下脱位。取打开关节囊的肩关节标本观察,注意肱骨头与关节盂的面积比例,可见肱骨头面积大,关节盂面积小,两者间面积差较大。关节盂的周缘有一圈颜色较深的软骨结构,称盂唇(为关节的辅助结构)。关节囊内有一圆索状结构,是肱二头肌长头腱,它起自盂上结节,经结节间沟穿出(注意与韧带相区别)。肩关节是全身最灵活的关节(注意思考:为什么肩关节如此灵活?),可做三轴运动,绕冠状轴作屈伸运动:即臂的前后方向运动,向前运动,称屈,向后运动,称伸;绕矢状轴作收展运动:即臂的内外侧方向运动,向内侧运动,称收,向外侧运动,称展;绕垂直轴作旋转运动:臂在原位作旋转,前面转向内侧的运动,称旋内,相反方向的运动,称旋外。以肩关节为支点,上肢远侧端作划圈运动,是肩关节的环转运动,它是屈、展、伸、收的依次连续运动(请在自己的身上完成肩关节的各种运动,理解其运动形式)。

（2）肘关节:包括三个关节,即由肱骨滑车与尺骨滑车切迹构成的肱尺关节;由肱骨小头与桡骨头关节凹构成的肱桡关节;由桡骨环状关节面与尺骨桡切迹构成的桡尺近侧关节。这三个关节共同包在一个关节囊内。取未打开关节囊的肘关节标本观察,可见关节囊的前后壁薄而松弛,用力向上推尺骨,可见其向后上方移动(这也是肘关节脱位的常见方向），囊的两侧有韧带加强，内侧为尺侧副韧带、外侧为桡侧副韧带，在囊壁外侧部下份可见一半环状纤维束，称桡骨环状韧带。取打开关节囊的肘关节标本观察，桡骨环状韧带包绕桡骨头，其前后分别附于尺骨桡切迹的前后缘，使桡骨头在原位旋转而不易脱出（注意思考：什么位置姿势下，容易造成桡骨头从桡骨环状韧带中脱出？）。由于受肱尺关节滑车的限制，肘关节主要是在冠状轴上作屈、伸运动。

（3）桡腕关节：又称腕关节。取打开关节囊的桡腕关节标本观察，可见在尺骨头下方与月骨、三角骨之间有一块呈三角形的关节盘，此关节盘附于桡骨尺切迹下缘、尺骨茎突的根部，分隔桡尺远侧关节腔与桡腕关节腔。而桡腕关节近侧关节面就是由此关节盘和桡骨腕关节面构成，远侧关节面则由手舟骨、月骨、三角骨的近侧关节面构成（注意：尺骨和豌豆骨没有参与桡腕关节的构成）。桡腕关节为椭圆关节，可作屈、伸、收、展及环转运动（请在自己的身上完成桡腕关节的各种运动，理解其运动形式）。

（4）前臂骨连结：包括桡尺近侧关节（前述）、桡尺远侧关节及前臂骨间膜。取前臂骨间膜标本观察，可见桡尺二骨之间有一纤维结缔组织膜，为前臂骨间膜，转动桡骨，观察骨间膜的松紧情况（注意思考：前臂骨折后，为什么固定时要采取前臂半旋前位？）。取手关节标本观察，桡尺远侧关节由尺骨头环状关节面、桡骨尺切迹及尺骨头下方的关节盘构成。桡尺近侧关节和桡尺远侧关节为联合关节，运动时前臂作旋转运动。当桡骨转至尺骨前方并与之相交叉、即手背向前时，称旋前；当桡骨转回尺骨外侧、即手掌向前时，称旋后。

（5）取手关节标本（包括冠状切）、手骨标本观察

1）腕骨间关节：位于腕骨之间。

2）腕掌关节：由远侧列腕骨与5个掌骨底构成。拇指腕掌关节由大多角骨与第1掌骨底构成，取手骨标本观察，可见二骨的关节面均呈鞍状，第一掌骨掌面向内侧，不与其他掌骨处于同一平面，再取手关节标本观察，可见其关节囊松弛。拇指腕掌关节能作屈、伸（冠状面上），收、展（矢状面上），环转及对掌运动（请在自己的身上演示）。

3）掌骨间关节：位于第2～5掌骨底之间。

4）掌指关节：共5个，由掌骨头与近节指骨底构成。第2～5指的收、展运动以中指的正中线为准，向中线靠拢为收，远离中线为展。

5）指骨间关节：共9个，由相邻两块指骨的底和滑车构成。

3. 下肢带骨连结

（1）取骨盆标本观察

1）骶髂关节：由骶骨和髂骨的耳状面构成。关节囊紧张，周围有韧带固定，活动度很小。

2）耻骨联合：两侧的耻骨联合面借纤维软骨性的耻骨间盘相连结，称为耻骨联合。

3）骶结节韧带和骶棘韧带：在标本上找到坐骨结节和坐骨棘，可见从坐骨结节连至骶骨和尾骨侧缘有一条强大的韧带，为骶结节韧带；从坐骨棘向内侧，经骶结节韧带的前面连于骶骨侧缘为骶棘韧带。骶棘韧带与坐骨大切迹围成的孔，为坐骨大孔，骶棘韧带、骶结节韧带与坐骨小切迹围成的孔，为坐骨小孔。

（2）骨盆：由左、右髋骨、骶骨和尾骨借骨连结构成的完整骨环。骨盆借界线分为上方的大骨盆和下方的小骨盆两部分。界线是由骶岬向两侧经骶骨侧部上缘、弓状线、耻骨梳、耻骨结节至耻骨联合上缘构成的环形线。小骨盆围成的腔为骨盆腔。人体直立时，骨盆向

前倾斜,双侧髂前上棘和双侧耻骨结节位于同一冠状面上,尾骨尖和耻骨联合上缘位于同一平面上。男女性骨盆有较大差异,请对照教材进行比较。

4. 自由下肢骨连结

(1)髋关节:由髋臼和股骨头构成。取未打开关节囊的髋关节标本观察,可见关节囊近侧端附于髋臼周围,远侧端的前份附于转子间线,后份仅附于股骨颈后方中部(股骨颈的内侧份在关节囊内,外侧份在关节囊外,故股骨颈骨折有囊内和囊外骨折之分)。关节囊前方有髂股韧带,附于髂前下棘,呈人字形分成二束,止于转子间线。取打开关节囊的髋关节标本观察,髋臼为一较深的窝,而股骨头几乎全部纳入髋臼内,注意股骨头与髋臼的面积比例,可见两者之间的面积差较小。髋臼边缘有一圈颜色较深的纤维软骨环即髋臼唇。髋臼切迹有髋臼横韧带韧封闭,从髋臼横韧带连到股骨头凹的索状结构为股骨头韧带。髋关节可作三轴运动,即:屈和伸、收和展、旋转和环转(请在自己的身上演示),但由于股骨头深藏于髋臼内,关节囊紧张而坚韧,韧带强大,故其灵活性比肩关节小,但稳固性比肩关节高。注意思考:在什么体位下,髋关节可能会出现脱位,为什么?

(2)膝关节:由股骨下端、胫骨上端和髌骨构成(注意:腓骨没有参与膝关节的构成)。取未打开关节囊的膝关节标本观察,可见关节囊薄而松弛,在关节前上方有粗大的肌腱连到髌骨上缘即股四头肌腱,从髌骨下端向下行止于胫骨粗隆的一条坚强韧带为髌韧带。在关节囊的内侧面有一条宽扁束状的韧带,称胫侧副韧带,它与关节囊和半月板融合在一起。在关节囊的外侧面可见一条索状的韧带,称腓侧副韧带,它与关节囊之间隔有间隙。取打开关节囊的膝关节标本,将其扳成屈位,从前面观察,在股骨内外侧髁之间可看到两条韧带,互相交叉,称膝交叉韧带。前交叉韧带的下端附于胫骨髁间隆起的前部,上端附于股骨外侧髁的内侧面;后交叉韧带的下端附于胫骨髁间隆起的后部,上端附于股骨内侧髁的外侧面。再观察股骨内侧髁和胫骨内侧髁之间有一块纤维软骨,为内侧半月板;两骨外侧髁之间也有一块纤维软骨,为外侧半月板。取去除股骨的膝关节标本观察,内、外侧半月板的外缘厚,与关节囊愈着,内缘薄,两端借结缔组织附于胫骨的髁间隆起。内侧半月板比外侧半月板略大,呈“C”形,外侧半月板近似“O”形。取膝关节的矢状切标本观察,可见股骨前方有髌上囊(为关节的辅助结构),关节腔内有翼状襞(为关节的辅助结构)。膝关节主要作屈、伸运动,在半屈膝时,还可作轻度的旋转运动(请在自己的身上演示)。取膝关节并置于半屈位,先使之作伸的运动,可见前交叉韧带紧张,半月板前移;再使之作屈的运动,可见后交叉韧带紧张,半月板后移。故而在膝关节运动时,膝交叉韧带和半月板也会随之出现状态和位置的改变。注意思考:为什么膝关节不易引起脱位而常发生韧带撕裂和半月板破裂?

(3)距小腿关节:又称踝关节。由胫骨、腓骨下端和距骨滑车构成。取未打开关节囊的踝关节标本观察,可见关节囊前、后壁松弛,两侧有韧带加强,内侧为内侧(三角)韧带,自内踝开始,呈扇形向下展开,附于足舟骨、距骨和跟骨。外侧有3条独立韧带:前方为距腓前韧带,中部为跟腓韧带,后方为距腓后韧带。它们都自外踝开始,分别向前、向下、向后外附着于距骨和跟骨。踝关节主要作屈、伸运动:足尖上翘,足背向小腿前面靠拢的运动为伸,又称背屈;相反方向的运动(足尖下压)为屈,又称跖屈。取打开关节囊的踝关节标本观察,可见距骨滑车前宽后窄。所以背屈时,距骨滑车前部进入内外踝之间,与内外踝间毗邻较紧,不能左右摆动;但跖屈时,距骨滑车后部进入内外踝之间,与内外踝间毗邻则较松,能做轻度的收、展运动。

（4）小腿骨连结：即胫腓骨之间的连结，包括胫腓关节、小腿骨间膜和胫腓连结。取膝关节标本观察，可见胫腓关节由胫骨上端的腓关节面和腓骨头关节面构成；取小腿骨间膜标本观察，可见小腿骨间膜是连于胫腓两骨干之间的纤维结缔组织膜；取足关节标本观察，可见胫腓连结是胫、腓骨下端借胫腓前、后韧带连结而成。胫腓二骨之间连结紧密，活动度小。

（5）取足关节、足骨标本观察

1）跗骨间关节：位于跗骨之间。跗骨间关节主要是其余足骨对距骨作内翻和外翻运动，足底翻向内侧的运动为内翻，足底翻向外侧的运动为外翻。足的内翻、外翻通常与踝关节协同运动：足内翻伴以踝关节的跖屈，足外翻伴有踝关节的背屈。

2）跗跖关节：由三个楔骨和骰骨的前端与五个跖骨的底构成。

3）跖骨间关节：位于各跖骨底之间。

4）跖趾关节和趾骨间关节：与手部相应关节相似。趾的收展运动以第二趾中线为准。

（6）足弓：跗骨和跖骨借骨连结而形成的凸向上方的弓，称足弓。在足骨标本上观察，从内侧面看，跟骨、距骨、足舟骨、3 块楔骨、内侧 3 块跖骨形成前后方向的拱，为内侧纵弓；从外侧面看，跟骨、骰骨、外侧两块跖骨也形成一个前后方向的拱，为外侧纵弓；从足底面看，3 块楔骨、骰骨、5 块跖骨形成一个内、外侧方向的拱，称横弓。

〖练 习 题〗

1. 请比较肩关节与髋关节结构和运动的异同点。

2. 如果肘关节发生脱位，通常会向哪个方向脱出？为什么？脱位后，肘三角有什么变化？

3. 请以膝关节为例，列举关节的辅助结构的类型及其作用。

4. 请列举含有囊内韧带、关节唇的关节。

5. 试述以下关节的组成、结构特点和运动形式:肩关节、肘关节、髋关节、膝关节。

6. 名词解释

盂唇_____

_____

髋臼唇_____

_____

界线_____

_____

足弓_____

_____

7. 填图

(1) 膝关节后面观

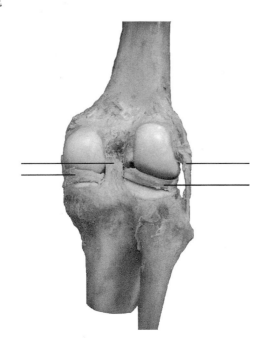

（2）骨盆后面观

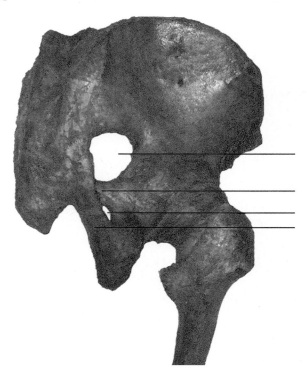

（黄婉丹）

第三章 肌 学

第一节 肌学总论 头颈肌

一、概 述

人体的肌根据肌组织结构和功能的不同,可分为 3 种:平滑肌、心肌和骨骼肌。本章仅就骨骼肌部分加以叙述。每块骨骼肌都由肌腹和肌腱两部分构成。肌的辅助结构有筋膜、滑膜囊和腱鞘。头肌,分为面肌(表情肌)和咀嚼肌两种。面肌因位于浅层,故又称头浅肌,位于面部和额、枕部,起于骨骼,止于皮肤,甚至完全不附着于骨骼。咀嚼肌位于深层,故又名头深肌,均配布于颞下颌关节周围,参加咀嚼运动。颈肌,可依其所在位置分为颈浅肌、颈前肌和颈深肌 3 群。颈肌对头面部的运动,吞咽和发声均有重要影响。

通过实验观察,理解骨骼肌的形态和结构、起止点,体会骨骼肌的作用,了解肌肉的命名原则,掌握肌的辅助装置。查明头颈肌各组成部分的位置、形态结构,理解各肌的作用。

二、实验目的与要求

1. 观察骨骼肌的形态结构和起止点。
2. 通过观察肢体的运动,体会骨骼肌的作用。
3. 通过标本观察,学习肌肉的命名原则。
4. 观察模型,掌握肌的辅助装置。
5. 观察表情肌的组成和分布特点。
6. 观察咀嚼肌的位置和起止,理解其作用与颞下颌关节运动的关系。
7. 观察颈肌的组成和位置,查明胸锁乳突肌、前斜角肌的起止,体会其作用。

三、实 验 内 容

（一）标本及教具

1. 标本
（1）整尸（示头面部肌肉或全身肌肉）。
（2）上肢或下肢断面标本（示筋膜、肌间隔等）。

2. 模型
（1）骨骼肌形态模型。
（2）腱鞘模型。

（二）实验过程

1. 肌的构造 在整尸肌肉标本上观察骨骼肌,由肌腹和肌腱两部分构成。
（1）长肌的肌腹呈梭形,两端的腱较细小,呈索条状,为腱索,如前臂前群肌。
（2）阔肌的肌腹和肌腱均呈薄片状,阔肌的肌腱又称为腱膜,如腹外斜肌等。
（3）位于两个肌腹之间的肌腱,叫中间腱,如二腹肌。
（4）位于肌肉中心,呈板状的腱膜,叫中心腱,如膈肌。

2. 肌的形态 在整尸肌肉标本上观察躯体各部肌肉的外形。骨骼肌的形态多样,按其外形大致可分为长肌、短肌、扁肌和轮匝肌4种。

（1）在四肢可清晰观察长肌(如拇长屈肌、趾长伸肌)，收缩时肌显著缩短而引起大幅度的运动。

（2）在肋间隙可观察到短肌(如肋间内肌、肋间外肌)，分布于躯干的深层，具有明显的节段性，收缩时运动幅度较小。

（3）在腹部可观察到围绕体壁的扁肌(如腹外斜肌、腹内斜肌、腹横肌)，扁而薄，多分布于胸、腹壁，收缩时除运动躯干外，还对内脏起保护和支持作用。

（4）在眼裂和口裂周围可观察到轮匝肌(如眼轮匝肌和口轮匝肌)，轮匝肌多呈环形，位于孔、裂的周围，收缩时使孔裂关闭。

3. 肌的命名原则　可根据其形状(如三角肌、圆肌、方肌)、大小(如臀大、中、小肌，胸大、小肌，大、小圆肌)、位置(如颞肌)、起止点(如胸锁乳突肌)、纤维方向(如腹直肌，腹外、内斜肌，腹横肌)和作用(如咬肌、旋后肌)等命名。了解肌的命名原则有助于对肌的理解和记忆。

4. 肌的起止和作用

（1）对照活体，触摸和观察肌肉的收缩(即肌的长度缩短)，显示收缩的结果是使其两端所附着的骨骼相互靠近，由此产生运动。一块肌肉必须有两个端，并且分别附着在两个或者两个以上不同的骨骼上，也就是一块肌肉至少要跨越一个关节，否则毫无意义。决定骨骼肌作用的因素是：两个附着点相互之间的位置关系(即上下、前后、内外)；肌肉与其所跨越关节的位置关系(即上下、前后、内外)；一般把近躯干侧的附着点称肌肉的起点，远离躯干侧的附着点称肌肉的止点。从活动范围来说，起点动度较小，故起点也叫定点；止点动度较大，故止点也叫动点。但从运动的角度来看，在某些情况下，动点与定点可以相互置换。以胸大肌为例，理解肌的起止点互换。

（2）肌收缩牵引骨而产生关节的运动，使身体完成各种动作。如伸手取物、行走和跑跳等。根据肌肉的纤维走行方向，起、止点的位置，可以判定某个肌肉的作用，对照活体，体会肌的作用。

5. 肌的辅助结构

（1）在上肢或下肢的断面标本上观察筋膜。位于真皮之下的为浅筋膜，又称皮下筋膜，其内含脂肪、浅静脉、皮神经以及浅淋巴结和淋巴管等。位于浅筋膜深面的为深筋膜，又称固有筋膜，包被肌或肌群、腺体、大血管和神经等形成筋膜鞘。四肢的深筋膜，伸入肌群之间与骨相连，构成筋膜板，分隔肌群，称肌间隔。

（2）在模型上观察滑膜囊，为一密闭的结缔组织扁囊，内有少量滑液。有的独立存在，有的与关节囊相通。多位于肌腱与骨面之间，功能为增加滑润，减少摩擦，促进运动的灵活性。

（3）在模型上观察腱鞘，为套在肌腱周围的鞘管。多位于手足摩擦较大的部位，如腕部、踝部、手指掌侧和足趾跖侧等处。腱鞘分为两层，外层为纤维层(腱纤维鞘)，由增厚的深筋膜和骨膜共同构成，呈管状并附着于骨面，它容纳肌腱并对其有固定作用；内层为滑膜层(腱滑膜鞘)，由滑膜构成，呈双层筒状，又分脏、壁两层。脏层(内层)紧包于肌腱的表面；壁层(外层)紧贴于腱纤维鞘的内面。腱鞘可起约束肌腱的作用，并可减少肌腱在运动时与骨面的摩擦。

6. 面肌(表情肌)　在整尸肌肉标本及头颈部局部肌肉标本上观察面肌为扁薄的皮肌，

位置浅表,大多起自颅骨的不同部位,止于面部皮肤,并主要在口裂、眼裂和鼻孔的周围,可分为环形肌和辐射状肌两种,可闭合或开大上述孔裂,同时牵动面部皮肤显出喜、怒、哀、乐等各种表情。在整尸肌肉标本或头颈部局部肌肉标本上观察。

(1)颅顶肌:位于颅顶部皮下,阔而薄,由枕腹(位于枕部皮下)和额腹(位于额部皮下)两部分组成,中间连以帽状腱膜。

(2)口周围肌:围绕在口裂周围,为椭圆形的环形扁肌。颊肌位于面的深部,侧面贴于口腔黏膜,为一长方形的扁肌。

(3)眼轮匝肌:位于眼裂周围,为椭圆形扁肌。

7. 咀嚼肌　在整尸肌肉标本或头颈部局部肌肉标本上观察咀嚼肌,理解各咀嚼肌对颞下颌关节运动的作用。

(1)颞肌:位于颞窝部的皮下,呈扇形的扁平肌。起自颞窝,前部肌纤维向下,后下部肌纤维向前,逐渐集中止于下颌骨冠突。此肌收缩时,前部肌纤维上提下颌骨,后下部肌纤维向后拉下颌骨,使颞下颌关节作前移及后退运动。在活体观察颞肌时,使受试者进行咀嚼运动,可于颞窝处触摸到此肌,并能观察到该肌的活动。

(2)咬肌:位于下颌支外侧的皮下,为长方形扁肌,覆于下颌骨冠突及下颌支外侧面。起自颧弓的下缘和内面,止于下颌支的咬肌粗隆。其作用为上提下颌骨,同时向前牵引下颌骨,闭合牙列便于咀嚼。在活体观察咬肌时,使受试者用力咬紧牙关,在下颌支处可触摸到收缩的咬肌;咀嚼时由表面也可以观察到此肌的活动。

(3)翼内肌:位于颞下窝的最内侧,上端位于翼外肌的深面。起自翼突外侧板的内侧面及翼窝,肌纤维斜向后外下方,止于下颌角内侧面的翼肌粗隆。此肌收缩时,上提下颌骨,并使其向前移动。

(4)翼外肌:位于颞下窝内,外观近似三角形。起自蝶骨大翼的下面和翼突外侧板的外面,肌纤维水平向后外方,止于下颌颈。此肌单侧收缩时,使下颌骨向对侧移动;双侧收缩时,使下颌骨向前移动。

8. 颈浅肌群　在整尸肌肉标本及头颈部局部肌肉标本上观察。

(1)颈阔肌:位于颈前外侧部,是颈部皮下组织中的一层扁阔肌,呈长方形,为皮肌。起于胸大肌和三角肌上部表面的筋膜,止于口角。

(2)胸锁乳突肌:位于颈部两侧皮下,颈阔肌的深面,为带状宽扁肌,始于两个头:胸骨头连于胸骨柄前面,锁骨头起于锁骨的胸骨端。两头起始部有一三角形间隙将其分隔,它们在斜行走向颅骨时融合,向上止于乳突。在自己身上体会此肌的作用(两侧同时收缩时,头向后仰;单侧收缩时,使头歪向同侧,面向对侧旋转)。活体观察胸锁乳突肌时,使受试者头后仰或头转向一侧仰视,如果此肌作用正常,在体表可见并触摸到此肌肉。

9. 颈前肌群　在整尸肌肉标本及头颈部局部肌肉标本上观察颈前肌。

(1)舌骨上肌群:位于舌骨与下颌骨之间,是一群小肌,共4对(除二腹肌之外,都以起止点命名)。包括下颌舌骨肌、颏舌骨肌、茎突舌骨肌和二腹肌。

(2)舌骨下肌群:位于颈前部,共4对,连于舌骨、胸骨、锁骨和肩胛骨,居喉、气管和甲状腺的前方,分浅、深两层排列,均依据起止点命名,它们的形状近似带状,可分为两层,浅层包括胸骨舌骨肌和肩胛舌骨肌,深层包括胸骨甲状肌和甲状舌骨肌。

10. 颈深肌群　在整尸肌肉标本及头颈部局部肌肉标本上观察前、中、后斜角肌,体会前斜角肌的作用。

(1) 前斜角肌:位于胸锁乳突肌的深面,起自颈椎横突,止于第 1 肋骨。

(2) 中斜角肌:位于前斜角肌的后方,起自颈椎横突,止于第 1 肋骨。

(3) 后斜角肌:位于中斜角肌的后方,起自颈椎横突,止于第 2 肋骨。

在前、中斜角肌和第 1 肋骨之间,形成三角形裂隙,称斜角肌间隙,有臂丛神经和锁骨下动脉通过。

〖练 习 题〗

1. 骨骼肌的形态大致分为几种?试举例说明。

2. 筋膜有几种?各有何特点?

3. 简述腱鞘的位置、构造和临床意义。

4. 咀嚼肌有哪些?它们的位置、起止和作用如何?

5. 简述胸锁乳突肌的位置、起止和作用。

6. 简述前斜角肌的位置、起止和作用。

7. 舌骨上、下肌群各包括哪些肌肉?

8. 名词解释
斜角肌间隙

(王智明)

第二节 躯 干 肌

一、概 述

躯干肌由背肌、胸肌、膈肌、腹肌和盆底肌所组成。背肌分为浅、深两群;胸肌有胸上肢肌和胸固有肌;膈是位于胸、腹腔之间的薄层阔肌,其上有 3 个裂孔;腹肌是构成腹壁的主要成分,分为前外侧群和后群,具有保护和支持腹腔内器官的作用,与膈同时收缩还可增加腹内压,协助排便、呕吐和分娩等;盆底肌亦称会阴肌,封闭小骨盆下口。躯干肌的基本功能是保护和支持胸腔、腹腔和盆腔内器官,其中胸固有肌和膈还是重要的呼吸肌;躯干肌也是脊柱等躯体运动的主要肌肉,并维持姿势,有些连结上肢和躯干,控制肢体运动。

通过实验观察,学习躯干肌各组成部分的位置、形态结构,理解躯干肌与躯干运动、呼吸运动的关系。

二、实验目的与要求

1. 观察背肌的组成和位置,查明斜方肌、背阔肌的起止,体会其作用。
2. 观察胸肌的组成和位置,查明胸大肌、前锯肌的起止,体会其作用。
3. 观察膈肌的组成、位置、结构特点和起止,体会其作用。
4. 观察腹肌的组成、位置和各肌的起止。

三、实验内容

(一) 标本及教具
1. 标本
1) 整尸肌肉标本或完整躯干肌浅、深层标本。

2）盆部肌肉标本。

3）游离膈标本。

2. 模型

1）上半身模型（示肌肉）。

2）膈模型。

（二）实验过程

1. 背肌　为位于躯干后面的肌群，可分为浅、深两群。浅层主要有斜方肌、背阔肌、肩胛提肌和菱形肌；深群主要有竖脊肌。在整尸肌肉标本或完整躯干肌浅、深层标本上观察。

（1）斜方肌：覆盖于颈和胸上部背面，为三角形扁肌，起于上项线、枕外隆凸、项韧带、第 7 颈椎及全部胸椎的棘突，止于锁骨的外侧 1/3 以及肩胛骨的肩峰和肩胛冈。斜方肌上部肌纤维上提肩胛骨，下部肌纤维下降肩胛骨，全肌收缩牵引肩胛骨向脊柱靠拢（在自己身上体会其作用）。在活体，可用对抗阻力耸肩检测斜方肌的功能，如果肌肉正常，体表可见并可触摸到此肌。

（2）背阔肌：位于背下部和胸侧部，以腱膜起于下 6 个胸椎和全部腰椎棘突、骶正中嵴及髂嵴后部等处，肌束集中向外上方，以扁腱止于肱骨结节间沟底。背阔肌使肱骨后伸、旋内及内收（如背手或抓挠对侧肩胛骨处皮肤的动作）。与胸大肌联合，背阔肌是肱骨强有力的内收肌，也用于使高举过肩的上肢复位，还可拉躯体向臂（如做引体向上或爬树）。在活体检测背阔肌时，臂外展 90°，然后内收抵抗检查者提供的外力。如果功能正常，此肌前缘在腋后襞可见到并易于触及，被检查者咳嗽时也能感觉此肌收缩。

（3）肩胛提肌：上 1/3 位于胸锁乳突肌深面，下 1/3 位于斜方肌深面，起于上 4 个颈椎横突，止于肩胛骨上角。

（4）菱形肌：位于斜方肌深面，起自 6、7 颈椎和上 4 个胸椎的棘突，止于肩胛骨内侧缘。

（5）竖脊肌：纵列于躯干的背面，脊柱两侧的沟内，居上述四肌的深部。从外向内由髂肋肌、最长肌及棘肌三列肌束组成。起自骶骨背面及髂嵴的后部，向上分出许多肌束，沿途止于椎骨和肋骨，并到达颞骨乳突。

（6）夹肌：位于颈部的后外侧，斜方肌和菱形肌的深面，起自项韧带下部，第 7 颈椎以及上部胸椎，向上外侧止于第 1～3 颈椎横突（颈夹肌）和颞骨乳突（头夹肌）。

2. 胸肌　可分为胸上肢肌和胸固有肌。在整尸肌肉标本或完整躯干肌浅、深层标本上观察。

（1）胸上肢肌

1）胸大肌：位置表浅，覆盖胸廓前壁的大部，起自锁骨的内侧半、胸骨和第 1～6 肋软骨等处，各部肌束聚合向外以扁腱止于肱骨大结节嵴。在活体观察胸大肌的锁骨头时，臂外展 90°，然后向前做臂抵抗外力的运动，如果功能正常，锁骨头可见到并可触及。检测胸大肌的胸肋头，臂提升 60°，然后做收抵抗外力的运动，如果功能正常，胸肋头可见到并可触及。胸大肌是强有力的臂内收肌和肱骨内旋肌；如上肢上举并固定，可牵引躯干向上，并上提肋骨，协助吸气。

2）胸小肌：被胸大肌覆盖，起于第 3～5 肋骨，止于肩胛骨的喙突。

3）前锯肌：以肌齿起自上 8 或 9 个肋骨外面，经肩胛骨的前方，止于肩胛骨内侧缘和下角，是肩胛骨强有力的牵引肌，当向前出击或伸臂时起作用。其强大的下部肌束使肩胛骨旋转，提升肩胛骨关节盂使臂上举。通过保持肩胛骨贴近胸壁，前锯肌固定此扁骨使其他肌肉将之作为固定的骨以进行肱骨的运动。当做俯卧撑或用力推时(如推车),前锯肌保持肩胛骨紧贴胸壁。如肩胛骨固定,则可提肋,助吸气。在活体观察前锯肌时,可伸开肢体用力推墙。如果肌肉功能正常,肌肉的几个指状突起可见到并可触摸到。

(2)胸固有肌

1)肋间外肌:起于上肋向前下至下肋。连接上肋的下缘和下肋的上缘。该肌升高肋骨,为吸气肌。

2)肋间内肌:走行在肋间外肌的深面,且与之纤维呈直角方向。该肌降肋,是呼气肌。

3)肋间最内肌:类似于肋间内肌并位于肋间内肌的深面,肋间最内肌与肋间内肌被肋间神经和血管分隔开,肌束方向和肋间内肌相同。

3. 膈 呈穹隆状,由腱性部和肌性部组成。在整尸(暴露胸腔或腹腔)标本上观察,膈封闭胸廓下口,介于胸腔与腹腔之间,为圆顶形扁薄的阔肌。穹隆的凸面朝向胸腔,凹面朝向腹腔。膈肌是主要的吸气肌,在吸气时下降,但此时只有中央部活动,周边部由于肌肉的起点被固定于胸廓下口的边缘和上位腰椎而不能移动。膈肌的肌性部分位于周围,可分成三部分:①胸骨部:起自剑突后方;②肋部:起自下6位肋骨和肋软骨的内面;③腰部:以左、右两个膈脚起自上3个腰椎体前面。各部肌纤维向中央顶部移行为中心腱。膈上有3个裂孔。腔静脉孔穿过中心腱处有入心脏的下腔静脉的末端通过。食管裂孔位于主动脉裂孔的左前上方,此孔内有食管和迷走神经通过。主动脉裂孔是由左、右两个膈脚和脊柱形成,有主动脉及胸导管通过。膈为主要的呼吸肌,收缩时,圆顶下降,胸腔容积扩大,引起吸气;舒张时,膈的圆顶上升恢复原位,胸腔容积减小,引起呼气(在自己身上深吸气和呼气,体会膈的作用)。

4. 腹肌 可分为前外侧群和后群。

(1)前外侧群 形成腹腔的前外侧壁,包括腹直肌、腹外斜肌、腹内斜肌和腹横肌。在整尸肌肉标本或完整躯干肌浅、深层标本上观察。

1)腹直肌:位于腹前壁正中线的两旁,为一较长且宽的带状肌,起自耻骨联合和耻骨嵴,止于剑突及第5~7肋软骨。腹直肌被3个或更多个横行的腱划分成多个肌腹。在肌肉发达的个体,当肌肉收缩时,腱划之间的肌肉可向外隆凸。肌肉隆凸部之间的皮沟即腱划的位置。

2)腹外斜肌:起自下8肋外面,肌束由后外上方斜向前内下方止于白线、耻骨结节和髂嵴前部。当肌纤维行向内下方时,于锁骨中线处变为腱膜,并形成腱性纤维鞘在白线处彼此交织。在耻骨结节的内侧,腹外斜肌腱膜止于耻骨嵴。腹外斜肌的下缘增厚并向后卷曲反折形成腹股沟韧带,张于髂前上棘和耻骨结节之间。在耻骨结节外上方,腱膜形成一小三角形裂隙,称为腹股沟管浅环(皮下环)。

3)腹内斜肌:位于腹外斜肌深面,起自胸腰筋膜、髂嵴前2/3和腹股沟韧带外侧1/2,止于第10~12肋的下缘、白线、通过联合腱止于耻骨梳,在腹直肌外侧缘移行为腹内斜肌腱膜。腹内斜肌下部及中部大部分的腱纤维与深部腹横肌腱膜的相应部结合,形成联合腱,转向下方止于耻骨嵴和耻骨梳,又称腹股沟镰。

4)腹横肌:位于3块阔肌中最深层,起自第7~12肋软骨内面、胸腰筋膜、髂嵴和腹股沟韧带外1/3,肌纤维除下部平行于腹内斜肌外,其他部分自后向前横行与腹内斜肌腱膜共同止于白线、耻骨嵴、通过联合腱止于耻骨梳。腹横肌的最下部肌束及其腱膜下内侧部分,分别参与提睾肌和腹股沟镰的构成。

(2)后群(略)。

〔练 习 题〕

1. 简述胸大肌、斜方肌和背阔肌的起止点和作用。

2. 参加呼吸运动的主要肌有哪些？它们如何运动？

3. 膈上 3 个裂孔的位置高度如何？各有何重要结构通过？

4. 试述腹前外侧群肌的位置和起止。

5. 试述腹壁的 3 块扁肌各参与哪些结构的形成。

6. 名词解释

胸腰筋膜_____

_____

腹直肌鞘_____

_____

弓状线_____

_____

白线_____

_____

半月线_____

_____

海氏三角

7. 填图

（1）胸、腹前壁肌

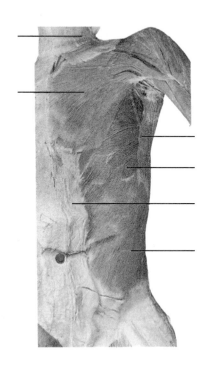

（2）背肌

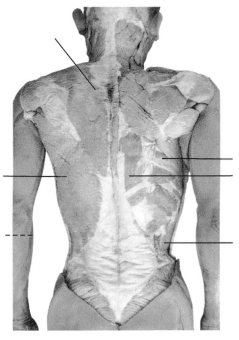

（王智明）

第三节　上　肢　肌

一、概　　述

　　上肢肌包括上肢带肌和游离上肢肌。上肢带肌位于肩部皮下,也称肩肌,作用于肩关节,并增强肩关节的稳固性,起自上肢带骨(肩胛骨和锁骨),止于肱骨。游离上肢肌分为臂肌、前臂肌和手肌。臂肌均为长肌,分前后两群。前臂肌位于桡、尺骨的周围,主要作用于肘关节、腕关节和手关节。人类手指的运动最为灵巧多样,除一般屈伸、内收和外展运动外,还有对掌运动。手肌分为外侧、中间和内侧3群。上肢肌的基本功能是运动上肢各关节,完成各种复杂而精细的运动。

　　通过实验,观察上肢诸肌的位置、形态结构,理解上肢肌配布特点与功能的关系。

二、实验目的与要求

　　1. 观察上肢带肌的组成和位置,查明三角肌的起止,体会其作用。

　　2. 观察臂肌的组成和位置,查明肱二头肌、喙肱肌、肱肌、肱三头肌的起止,体会其作用。

　　3. 观察前臂肌的组成、位置和各肌的起止,体会其作用。

　　4. 观察手肌的组成和位置,体会其作用。

三、实　验　内　容

　　(一) 标本及教具

　　1. 标本

　　(1) 整尸肌肉标本。

　　(2) 上肢局部(带上肢带骨)肌肉标本。

　　2. 模型　全身肌肉模型。

　　(二) 实验过程

　　1. 上肢带肌　也称肩肌,配布在肩关节周围,运动肩关节,并增强关节的稳固性,包括三角肌、冈上肌、冈下肌、小圆肌、大圆肌和肩胛下肌。在整尸肌肉标本和上肢局部肌肉标本上观察。

　　(1) 三角肌:覆盖于肩部并形成其膨隆的外形,起自锁骨的外侧段、肩峰和肩胛冈,止于肱骨三角肌粗隆。三角肌主要是使肩关节外展,其前部肌纤维收缩可使肩关节前屈并略旋内;后部肌纤维收缩可使肩关节后伸并略旋外。运动自己的肩关节,体会三角肌的作用(当肩关节外展时,三角肌紧张)。

　　(2) 冈上肌:位于斜方肌的深面,占据肩胛骨的冈上窝。起自冈上窝,止于肱骨大结节上部。在活体上,使臂于完全内收位时抵抗外力外展,于肩胛冈上方可触摸到此肌。

　　(3) 冈下肌:占据冈下窝的内侧3/4,并且部分被三角肌和斜方肌覆盖。起自冈下窝的骨面,止于肱骨大结节中部。在活体上,要求被检者屈肘且内收臂,然后臂抵抗外力旋外,如果反应正常,此肌于肩胛冈下方可被触及。

　　(4) 小圆肌:完全被三角肌所遮盖,位于冈下肌的下方。起自肩胛骨外侧缘后面,止于肱骨大结节的下部。

（5）大圆肌：位于小圆肌下方，起自肩胛骨外侧缘和下角，止于肱骨小结节嵴。在活体上，可使外展的臂抵抗外力内收，如果功能正常，此肌于腋后襞易见到并可触摸到。

（6）肩胛下肌：位于肩胛骨的肋面，起自肩胛下窝，止于肱骨小结节。

2. 臂肌　分前后两群，前群位于肱骨前面，后群位于肱骨后面。前群属于屈肌，后群属于伸肌。运动肩关节和肘关节，可体会各臂肌的作用。在整尸肌肉标本和上肢局部肌肉标本上观察。

（1）前群

1）肱二头肌：位于臂前部，长头以长腱起自肩胛骨关节盂的上方，通过肩关节囊，经肱骨大、小结节之间的结节间沟下降；短头在内侧，起自肩胛骨喙突，两头会合成一肌腹，向下延续为肌腱，经肘关节前方，止于桡骨粗隆。另从腱上分出腱膜，向内下越过肘窝，移行于前臂筋膜。伸肘时，肱二头肌是前臂简单的屈肌；但肘屈曲且需用力抵抗外力时，肱二头肌是前臂主要的（最有力的）旋后肌。此外，长头协助屈肩关节。在活体观察肱二头肌时，要求前臂旋后抵抗外力屈肘关节。如果功能正常，此肌肉在臂前部形成一个易于触摸的明显膨隆。

2）喙肱肌：位于臂上内侧部细长的肌肉，起自肩胛骨喙突，止于肱骨中部的内侧。此肌作用于肩关节，使肱骨前屈和内收。

3）肱肌：位于臂前面的下半部，肱二头肌深面，起自肱骨下段的前面，止于尺骨粗隆。肱肌是前臂的主要屈肌。

（2）后群：肱三头肌位于臂后部，长头起自肩胛骨关节盂的下方，外侧头起自肱骨后面桡神经沟外上方，内侧头起自桡神经沟内下方，三头合为一个肌腹，以扁腱止于尺骨鹰嘴。肱三头肌是肘关节主要的伸肌，因其长头经过肩关节，故尚可后伸和内收肩关节。在活体观察肱三头肌时，屈肘关节，同时外展臂90°，然后抵抗检查者提供的外力伸展前臂。如果功能正常，肱三头肌可见到且能被触及。

3. 前臂肌　位于尺、桡骨周围，在前臂近侧端，肌肉形成丰满的团块，从肱骨内上髁和外上髁向下延伸。这些肌肉的肌腱经过前臂的远侧端并进入腕、手和指，主要作用于肘关节、腕关节和手关节。前群位于前臂的前面，主要为屈腕、屈指和使前臂旋前的肌，称为屈肌群。后群位于前臂的后面，包括伸肘、伸腕、伸指和旋后的肌，称为伸肌群。运动肘关节和手关节，可体会各前臂肌的作用。在整尸肌肉标本和上肢局部肌肉标本上观察。

（1）前群：共有9块肌肉，分4层排列。

1）第1层

肱桡肌：位于前臂前外侧面的浅表，起自肱骨外上髁上方，止于桡骨茎突。在活体观察肱桡肌时，前臂处于半旋前位，抵抗外力屈肘关节。如果功能正常，此肌可见到且能被触摸到。

旋前圆肌：位于前臂前面上部的皮下，起自肱骨内上髁和前臂筋膜，止于桡骨中1/3的外侧面。在活体观察旋前圆肌时，被检查者于仰卧位抵抗检查者施加的外力而使前臂旋前。如果功能正常，可于肘窝的内侧缘看到且能触及此肌。

桡侧腕屈肌：位于前臂前面中部皮下，旋前圆肌和肱桡肌的内侧，起自肱骨内上髁和前臂筋膜，止于第2掌骨底。在活体观察桡侧腕屈肌时，要求被检查者抵抗外力屈曲腕。如果功能正常，肌腱易见并可触及。

掌长肌：位于前臂前面正中线部位，有一短的肌腹和一长的肌腱，起自肱骨内上髁和前臂筋膜,向下移行于细长的肌腱与掌腱膜相连。在活体观察掌长肌时,屈腕且使小指和拇指捏在一起,功能正常时,肌腱易见并可触及。

尺侧腕屈肌:位于前臂内侧缘皮下,起自肱骨内上髁和前臂筋膜,止于豌豆骨。在活体观察时,要求被检查者将前臂和手的后面放在平桌上。然后要求被检查者抵抗外力屈腕,可触摸此肌及其肌腱。

2）第2层

指浅屈肌:位于前臂第1层肌的深面,起自肱骨内上髁,尺骨和桡骨前面,近腕处,指浅屈肌发出4条肌腱,止于第2～5指的中节指骨底。在活体观察指浅屈肌时,于近侧指间关节抵抗外力屈曲1指,其余3指保持伸直位置,功能正常时,肌腱易见并可触及。

3）第3层

拇长屈肌:位于前臂外侧,肱桡肌和指浅屈肌的深面,指深屈肌的外侧,紧贴桡骨的前面,起自桡骨前面中部和邻近的骨间膜,肌纤维向远侧移行于长腱,止于拇指远节指骨底。

指深屈肌:位于前臂内侧,指浅屈肌的深面和尺侧腕屈肌的外侧,起自尺骨体上部的前面、前缘、内侧面和邻近的骨间膜,肌纤维向远侧移行为4个肌腱,止于第2～5指的远节指骨底。

4）第4层

旋前方肌:位于前臂前面远侧,直接紧贴桡尺骨远侧。起自尺骨,止于桡骨。

(2) 后群:共有10块肌肉,分两层排列。

1）浅层

桡侧腕长伸肌:位于前臂桡侧缘,部分被肱桡肌遮盖,起自肱骨外上髁,止于第2掌骨底。在活体观察桡侧腕长伸肌时,可在前臂旋前时伸和外展腕。如果功能正常,能在肘外侧部下后方触摸到此肌,在腕的近侧能触摸到其肌腱。

桡侧腕短伸肌:位于前臂外侧皮下,起自肱骨外上髁止于第3掌骨底。

指伸肌:位于前臂背面皮下,起自肱骨外上髁止于第2～5中节和远节指骨底。在活体观察指伸肌时,前臂旋前且伸指,被检查者维持指的伸展状态,同时检查者施加压力于近节指骨试图使它们屈曲,如果功能正常,在前臂可触摸到此肌,在手背可见到且可触摸到其肌腱。

小指伸肌:位于指伸肌的内侧,起点与指伸肌相同,止于小指的中节和远节指骨底。

尺侧腕伸肌:位于前臂背面最内侧皮下,起自肱骨外上髁止于第5掌骨底。在活体观察尺侧腕伸肌时,前臂旋前且指伸展。伸展的腕抵抗外力内收。如果反应正常,此肌于前臂近侧端可见到且可触摸到,并可于尺骨头近侧触及其肌腱。

2）深层

旋后肌:位于前臂背面上方,肘窝深面。

拇长展肌:位于前臂背面中部,其肌腹恰位于旋后肌远端,并与拇短伸肌相邻。

拇短伸肌:位于拇长展肌的远侧,而且部分被该肌覆盖。

拇长伸肌:位于前臂背面中部,指伸肌和尺侧腕伸肌的深面,其肌腱比拇短伸肌长。

示指伸肌:位于前臂背面下部,指伸肌深面,外侧为拇长伸肌,内侧为尺侧腕伸肌。

4. 手肌　人类手指的运动最为灵巧多样,参与运动的肌肉可分为外侧、中间和内侧3群。外侧群在拇指侧,包括4块肌肉,构成了手掌拇指侧的隆起,称为鱼际,这些肌使拇指作屈、收、对掌等动作。内侧群在小指侧,构成小指侧隆起,叫小鱼际,有 3 块小肌,使小指作屈、外展和对掌等动作。中间群位于大、小鱼际之间,共 11 块,包括 4 块蚓状肌和 3 块骨间掌侧肌以及 4 块骨间背侧肌。运动手关节,可体会各手肌的作用。在上肢局部肌肉标本上观察。

（1）外侧群

1）拇短展肌:形成鱼际前外侧部,为长三角形的扁肌。

2）拇短屈肌:位于拇短展肌的内侧,部分位于皮下,部分位于拇收肌和拇对掌肌之间,它的肌腱内通常含有 1 块籽骨。

3）拇对掌肌:为四边形扁形肌,位于拇短展肌的深面和拇短屈肌的外侧。

4）拇收肌:呈扇形,是外侧群中位置最深的肌。

（2）内侧群

1）小指展肌:位于手内侧缘的皮下,形成小鱼际的 3 块肌肉最浅层。

2）小指短屈肌:位于小指展肌外侧。

3）小指对掌肌:位于小指展肌和小指短屈肌深面,较上述二肌宽大。

（3）中间群

1）蚓状肌:共 4 条,位于手掌中部,各指深屈肌肌腱之间。起自各指深屈肌肌腱的外侧（桡侧）,肌纤维向指端方向移行于肌腱,绕过第 2～5 指近节指骨的桡侧,分别移行于第 2～5 指的指背腱膜。蚓状肌的作用是屈掌指关节和伸指间关节。

2）骨间掌侧肌:共 3 块,位于第 2～5 掌骨相邻的掌骨间隙内。最外侧的 1 块起自第 2 掌骨的尺侧面,其余两块分别起自第 4、5 掌骨的桡侧面,分别止于第 2、4 和 5 指的近节指骨底和指背腱膜。此肌的作用是使第 2、4 和 5 指内收,并屈上述各指的掌指关节和伸上述各指的指骨间关节。

3）骨间背侧肌:共 4 块,位于 4 个掌骨间隙内;起自掌骨的相对侧,分别止于第 2～4 指的近节指骨和指背腱膜。第 1 骨间背侧肌容易触及,在拇指与示指用力对掌时也能容易触摸到。其作用是使第 2～4 指外展,并屈上述各指的掌指关节和伸上述各指的指骨间关节。

〖练 习 题〗

1. 简述上肢带肌的位置、组成和功能。

2. 简述前臂前群肌的分层、名称、起止和作用。

3. 简述前臂后群肌的分层、名称、起止和作用。

4. 综合分析肩关节、肘关节的运动都有哪些肌肉参加？

5. 名词解释
腋窝 _____

_____

肘窝 _____

_____

腕管 _____

_____

三边孔和四边孔 _____

_____

6. 填图
（1）肩肌和臂肌（后面观）

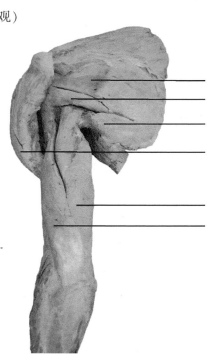

（2）前臂肌

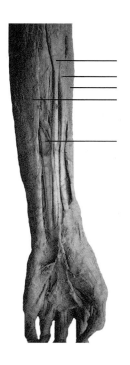

（王智明）

第四节　下　肢　肌

一、概　述

　　下肢肌包括下肢带肌和游离下肢肌。下肢带肌主要起自骨盆的内面和外面,分别包绕髋关节的四周,也称髋肌,止于股骨上端。按其所在的部位和作用,可分为前、后两群,作用于髋关节,并增强髋关节的稳固性。游离下肢肌分为大腿肌、小腿肌和足肌。大腿肌分前群、后群和内侧群。小腿肌分为3群:前群、后群和外侧群。足肌的主要功能在于维持足弓,可分为足背肌和足底肌。下肢主要的功能是维持直立、支撑体重、行走和奔跑等,所以下肢的肌相对上肢而言,就显得非常粗大、有力,因此下肢肌的基本功能除了运动下肢各关节外,还有稳定下肢各关节的作用。

　　通过实验,观察下肢诸肌的位置、形态结构,理解下肢肌的配布特点与上肢肌的不同,及其与功能的关系。

二、实验目的与要求

　　1. 观察下肢带肌的组成和位置,查明髂腰肌、阔筋膜张肌、臀大肌的起止,体会其作用。
　　2. 观察大腿肌的组成、位置和各肌的起止,查明缝匠肌、股四头肌的起止,体会其作用。
　　3. 观察小腿肌的组成、位置和各肌的起止,查明小腿三头肌的起止,体会其作用。

三、实　验　内　容

（一）标本及教具

1. 标本
（1）整尸肌肉标本。

（2）下肢局部（带髋肌）肌肉标本。

2. 模型　全身肌肉模型。

（二）实验过程

1. 下肢带肌　可分为前、后两群。前群有髂腰肌和阔筋膜张肌，主要作用为屈髋关节。后群有臀大肌、臀中肌、臀小肌、梨状肌、闭孔内肌、上孖肌、下孖肌、股方肌和闭孔外肌等，主要作用为伸髋关节。在整尸肌肉标本和下肢局部肌肉标本上观察。

（1）前群

1）髂腰肌：由腰大肌和髂肌组成。腰大肌在脊柱腰部两侧，呈厚的长梭形，起自第12胸椎体、上4个腰椎体和椎间盘的侧面，以及全部腰椎横突；髂肌位于髂窝内，呈大的三角形，起自髂窝。两肌的肌束向下经腹股沟韧带深面和髋关节的前内侧，止于股骨小转子。是大腿的主要屈肌，使髋关节前屈和旋外，也能稳定髋关节以助于直立姿势的保持；下肢固定时，可使躯干和骨盆前屈。

2）阔筋膜张肌：位于大腿上部前外侧，是一块位于两层阔筋膜间的梭形肌。起自髂前上棘，在股骨上中1/3交界处移行于髂胫束，束的下端止于胫骨外侧髁。其作用为紧张阔筋膜，站立时有助于支持股骨立于胫骨之上，还可前屈大腿并稍旋内。

（2）后群

1）臀大肌：位于臀部皮下，起自髂骨外面和骶、尾骨的后面，止于股骨的臀肌粗隆和髂胫束。臀大肌的主要作用是伸和外旋大腿。在散步和静止不动时，臀大肌几乎不发挥作用。为证明此点可在慢步走时将手放在臀部上，注意每走一步臀大肌几乎不收缩。在爬楼梯时将手放在臀部，就会感觉到臀大肌的强力收缩。在活体观察臀大肌时，可使受试者俯卧，下肢伸直，绷紧臀部并伸髋关节，检查者可观察并触及到臀大肌。

2）臀中肌：前上部位于皮下，后下部位于臀大肌的下面。起自髂骨翼外面，止于股骨大转子。在活体观察臀中肌时，受试者俯卧，小腿屈向适当的角度，对抗阻力外展大腿，在髂嵴下方，阔筋膜张肌后面可触及到臀中肌。

3）臀小肌：位于臀中肌的深面，起自髂骨翼外面，止于股骨大转子前缘。

4）梨状肌：起自骶骨前面和骶前孔外侧，从坐骨大孔穿出骨盆至臀深部，止于股骨大转子上缘。

5）闭孔内肌和上、下孖肌：闭孔内肌起自闭孔膜的内面及其周围的骨面，它通过坐骨小孔离开骨盆，移行为肌腱止于股骨转子窝。上孖肌起自坐骨棘，下孖肌起自坐骨结节，上、下孖肌的远端附着闭孔内肌，为闭孔内肌的骨盆外加强部分。

6）股方肌：位于闭孔内肌和孖肌的下方，起自坐骨结节，止于股骨转子间嵴。

7）闭孔外肌：位于股部内上份深面，耻骨肌和短收肌上端的后面。起自闭孔膜外面和闭孔周围的耻骨和坐骨骨面，止于股骨转子窝。

2. 大腿肌　位于股骨周围，可分为前群、后群和内侧群。前群位于股骨前面，有缝匠肌和股四头肌；后群位于股骨后面，有股二头肌、半腱肌和半膜肌；内侧群位于大腿的内侧，分层排列，有5块肌，起自闭孔周围的耻骨支、坐骨支和坐骨结节等处。运动髋关节和膝关节，可体会各大腿肌的作用。在整尸肌肉标本和下肢局部肌肉标本上观察。

（1）前群

1）缝匠肌：位于大腿前面及内侧面的皮下，起自髂前上棘，止于胫骨上端的内侧面。其作用是屈髋关节和膝关节，并使小腿旋内。

2）股四头肌：位于大腿前面及外侧的皮下，由四部分组成：股直肌、股外侧肌、股中间肌和股内侧肌。起点由 4 个头组成:股直肌起自髂前下棘;股内侧肌和股外侧肌起自股骨粗线;股中间肌位于股直肌的深面,在股内、外侧肌之间,起自股骨体的前面。这 4 个头于股骨下端合成一扁腱,包绕髌骨的前面和两侧缘,向下延续为髌韧带,止于胫骨粗隆。股四头肌是最强大的伸小腿肌;由于股直肌附着于髋骨和胫骨,并且跨越两个关节,因此股直肌可在髋关节处屈大腿,在膝关节处伸小腿。

(2)内侧群

1)耻骨肌:位于大腿上部前面的皮下,起自耻骨梳和耻骨上支,止于股骨小转子以下的耻骨肌线。

2)长收肌:位于大腿上部前内侧的皮下,耻骨肌的内侧,上部居短收肌的前面,下部在大收肌的前面,起自耻骨体和耻骨上支前面,止于股骨粗线。在活体观察长收肌时,使受试者大腿外展,可经皮肤触及其起点。

3)股薄肌:位于大腿最内侧的皮下,起自耻骨下支的前面,止于胫骨上端内侧面。

4)短收肌:位于大腿前内侧的上方,耻骨肌和长收肌的深面,大收肌的前面,大部分被长收肌覆盖。起自耻骨下支,止于股骨粗线。

5)大收肌:位于大腿的内侧,其前面上方为短收肌,下方为长收肌,内侧为股薄肌,起自坐骨结节、坐骨下支和耻骨下支的前面,分为前、后两层,前层止于股骨粗线,后层止于股骨内上髁的收肌结节。

内侧群的主要作用是内收大腿。三块内收肌(长收肌、短收肌和大收肌)在内收大腿的运动中共同发挥作用,他们在屈、伸大腿时也是重要的稳定性肌肉。在活体观察股内收肌群时,使受试者仰卧膝关节伸直。患者对抗阻力内收大腿,如果内收肌正常,易于触摸到股薄肌和长收肌近侧端。

(3)后群

1)股二头肌:位于大腿后外侧的皮下,长头起自坐骨结节,短头起自股骨粗线,在股下部,长头移行为肌腱并和短头相接止于腓骨头。此肌的作用为伸大腿,屈小腿并使小腿旋外。在活体观察股二头肌时,圆形的肌腱附着于腓骨头,在其通过膝关节时易于看到和触摸到,尤其是当对抗阻力屈膝时。

2)半腱肌:位于大腿后内侧的皮下,其深面为半膜肌。起自坐骨结节,肌束向下逐渐集中移行为一长绳样的肌腱,止于胫骨上端内侧面。此肌的作用为伸大腿,屈小腿,并使小腿旋内。在活体观察半腱肌时,受试者坐在椅子上屈膝,并使足跟抵住椅子腿,在腘窝外侧即可触摸到股二头肌肌腱并可追踪至腓骨头,在内侧可触摸到半腱肌肌腱,它与半膜肌肌腱分开,止于胫骨上内侧部。

3)半膜肌:位于大腿后内侧皮下,半腱肌的内侧,近端以一扁平状较长的腱膜起自坐骨结节,肌腱约在股部中间形成,下行止于胫骨内侧髁后面。此肌的作用为伸大腿、屈小腿及使小腿旋内。在活体观察半膜肌时,受试者膝关节在对抗阻力的情况下屈曲,在腘窝内侧缘的最外侧可触及到的最为突出的肌腱是半膜肌肌腱。

3. 小腿肌 小腿肌分为 3 群:前群、后群和外侧群。前群位于小腿骨间膜和前外侧肌间隔的前面,有胫骨前肌、趾长伸肌和𧿹长伸肌;后群在小腿骨间膜和后外侧肌间隔的后面,分浅、深两层:浅层有小腿三头肌,深层有胫骨后肌、𧿹长屈肌、趾长屈肌和腘肌;外侧群位于腓骨的外侧面,前外侧肌间隔和后外侧肌间隔之间,包括腓骨长肌和腓骨短肌。运动膝关节和足关节,可体会各小腿肌的作用。在整尸肌肉标本和下肢局部肌肉标本上观察。

（1）前群

1）胫骨前肌：位于小腿前外侧皮下，紧贴胫骨的外面，其外侧的上方与趾长伸肌，下方与蹬长伸肌相邻；起自胫骨上端前面和小腿骨间膜，止于内侧楔骨内面和第 1 跖骨底。此肌的作用为伸踝关节（足背屈），使足内翻及内收。在活体观察胫骨前肌时，使足对抗阻力背屈，如果肌肉运动正常则可看到并触摸到该肌肌腱。

2）蹬长伸肌：位于胫骨前肌和趾长伸肌之间，位置较深，起自腓骨上端前面及小腿骨间膜，上端被胫骨前肌及趾长伸肌覆盖，下端浅出，位于胫骨前肌和趾长伸肌之间，止于蹬趾远节趾骨底。在活体观察蹬长伸肌时，使蹬趾对抗阻力背屈，如果肌肉运动正常则可看到并触摸到该肌肌腱。

3）趾长伸肌：是小腿前群肌中最外侧的一块，其内侧上方为胫骨前肌，下方为蹬长伸肌，起自腓骨内侧面和小腿骨间膜，止于第 2～5 趾趾背腱膜。在活体观察趾长伸肌时，使第 2～5 趾对抗阻力背屈，如果肌肉运动正常则可看到并触摸到该肌肌腱。

（2）外侧群

1）腓骨长肌：位于小腿外侧皮下，紧贴腓骨的外侧面，位置表浅，起自腓骨头，止于内侧楔骨和第 1 跖骨底。

2）腓骨短肌：位于腓骨长肌深面的一块梭形肌。起自腓骨外侧面，上部肌纤维被腓骨长肌遮盖，与腓骨长肌肌腱一同下降，先居其内，后居其前，止于第 5 跖骨粗隆。

踝关节在内翻时易受到损伤，因此腓骨长、短肌的主要作用是防止足内翻，为踝关节提供了保护，在活体观察腓骨长、短肌时，使足对抗阻力强力外翻，如果肌肉功能正常，可在外踝下方看到并触摸到此二肌肌腱。

（3）后群

1）浅层

小腿三头肌：小腿三头肌的两个头位于浅层称腓肠肌，另一个头位置较深称比目鱼肌。腓肠肌位于小腿后面，外侧头起自股骨外上髁，内侧头起自股骨内上髁；两个头在腘窝下缘相愈着，移行于较厚的腱膜。此肌的作用为屈小腿，使足跖屈并稍使足内翻。比目鱼肌位于腓肠肌深面，为一大而扁的肌，起自胫骨比目鱼肌线和腓骨后面，向内下移行于一腱，为构成跟腱的主要部分，此腱膜与腓肠肌腱膜愈着，构成跟腱，止于跟骨结节。此肌的作用与腓肠肌有相同之处，不同于腓肠肌的是，他对膝关节无作用。在活动观察比目鱼肌时，使受试者用脚尖站立，此时在腓肠肌两侧可触摸到该肌。

小腿三头肌的共同作用是屈小腿和上提足跟；在站立时，能固定踝关节和膝关节，以防止身体向前倾倒。在活体观察小腿三头肌时，使足对抗阻力跖屈踝关节（例如，踮脚尖站立时，体重即提供了阻力），如果功能正常，则可看到和触摸到跟腱及小腿三头肌。

2）深层

胫骨后肌：位于小腿三头肌的深面，趾长屈肌和蹬长屈肌之间，与胫、腓骨处于同一平面。

蹬长屈肌：位于小腿后面的外侧，小腿三头肌的深面，其内侧为胫骨后肌，外侧为腓骨长、短肌。

趾长屈肌：位于小腿三头肌的深面，胫骨后面，蹬长屈肌和胫骨后肌的内侧。

腘肌：位于腓肠肌的深面，胫骨上端的后面。

4. 足肌（略）

〔练 习 题〕

1. 简述髋肌的分群、名称、位置和功能。

2. 简述大腿肌的分群、名称和功能。

3. 试述缝匠肌和股四头肌的位置、起止和作用。

4. 试述小腿肌分群、名称、位置、起止点与作用。

5. 综合分析髋关节、膝关节的运动都有哪些肌肉参加？

6. 名词解释
收肌管 _____

_____

收肌腱裂孔 _____

_____

梨状肌上孔和梨状肌下孔 _____

_____

肌三角 _____

_____

腘窝 _____

_____

7. 填图

（1）大腿肌

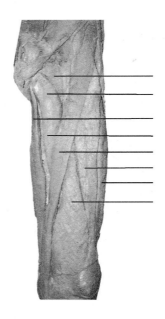

（2）下肢肌

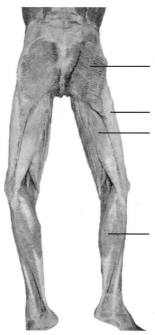

（王智明）

第二篇 内脏学

第一章 消化系统

一、概述

消化系统包括消化管和消化腺两大部分。消化管是指从口腔到肛门的管道,其各部的功能不同,形态各异,可分为口腔、咽、食管、胃、小肠(十二指肠、空肠和回肠)和大肠(盲肠、阑尾、结肠、直肠和肛管)。临床上通常把从口腔到十二指肠的这部分管道称上消化道,空肠以下的部分称下消化道。消化腺按体积的大小和位置不同,可分为大消化腺和小消化腺两种。大消化腺位于消化管壁外,成为一个独立的器官,所分泌的消化液经导管流入消化管腔内,如大唾液腺、肝和胰。小消化腺分布于消化管壁内,位于黏膜层或黏膜下层,如唇腺、颊腺、舌腺、食管腺、胃腺和肠腺等。

消化系统的基本功能是摄取食物,进行物理和化学性消化,经消化管黏膜上皮细胞进行吸收,最后将食物残渣形成粪便排出体外。

通过实验观察,查明消化系统各组成器官的位置、形态结构,理解消化系统器官的结构与功能的关系。

二、实验目的与要求

1. 观察消化系统的组成。

2. 观察活体口腔:①辨认人中和鼻唇沟;②查看唾液腺的位置及导管开口部位;③观察软腭游离缘、腭垂、腭舌弓和腭咽弓的形态,查看咽峡的围成;④查看腭扁桃体的位置;⑤观察舌的形态、分部、色泽及舌苔、舌乳头、舌系带、舌下襞和舌下阜;⑥观察牙的排列,牙冠的形态,牙龈的位置、形态及色泽,计数牙的总数和各类牙的数目。

3. 观察舌乳头、舌扁桃体、舌内肌束走向和颏舌肌的位置及纤维走向。

4. 观察牙质、釉质、牙骨质、牙腔和牙根管等结构及各类牙的牙根数目。

5. 查看咽的位置、分部及咽与鼻腔、口腔、喉腔的连通关系。查看咽各部的结构:鼻咽的咽扁桃体、咽隐窝、咽鼓管咽口和咽鼓管圆枕;口咽的腭扁桃体和会厌谷;喉咽的梨状隐窝。

6. 观察食管的形态及三个狭窄,查看食管胸部的毗邻。

7. 观察胃的位置及形态,辨认胃的分部,查看胃各壁的毗邻。查看胃皱襞、胃道、胃小凹和幽门括约肌形态及位置。

8. 观察十二指肠的分部及各部的位置,查看十二指肠与胰头的关系,辨认十二指肠空肠曲,辨认十二指肠悬肌。查看十二指肠纵襞、十二指肠大乳头和肝胰壶腹的开口。

9. 观察空、回肠在腹腔内的位置,肠系膜根的走向;比较空肠与回肠环状襞的形态及疏密、淋巴滤泡的形态及分布状况。

10. 观察盲肠的位置、形态及其与回肠的连续;观察阑尾的形态、位置和阑尾系膜,确认阑尾根部与三条结肠带的关系。查看回盲瓣、回盲口和阑尾开口。画出阑尾根部的体表投影。

11. 观察结肠各段的形态、位置及活动度,查看结肠右曲、左曲与肝、脾的位置关系。辨认结肠带、结肠袋和肠脂垂。比较大、小肠黏膜的形态差异。

12. 观察直肠的位置及其在矢状面的弯曲,查看直肠邻接器官的性别差异;观察直肠横襞。

13. 观察肛管内的肛柱、肛瓣、肛窦、齿状线和肛梳的形态及肛门内、外括约肌的位置。

14. 观察肝的位置,画出肝的体表投影,查看肝的毗邻。观察冠状韧带和镰状韧带在肝膈面的附着部位。

15. 观察肝和胆囊的形态及分部;辨认肝外胆道的组成及其连属,查看胆总管穿经十二指肠的部位及胆总管的开口。画出胆囊底的体表投影。

16. 观察胰的位置、形态及分部;查看胰头与十二指肠、胰尾与脾的位置关系。

三、实 验 内 容

(一)标本及教具

1. 标本

(1)整尸(示在体食管、胃、小肠、大肠、肝和胰的位置及形态)。

(2)头颈正中矢状切(示口腔、咽侧壁结构及三对唾液腺导管的开口)。

(3)各类牙纵剖面(固定于板上)。

(4)游离舌。

(5)游离胃冠状切(示胃黏膜皱襞)。

(6)咽腔(后壁切开)及咽肌。

(7)游离空、回肠(切开,示孤立淋巴滤泡和集合淋巴滤泡)。

(8)游离直肠(切开,示肛柱、肛瓣、肛窦和齿状线)。

(9)回盲瓣及阑尾。

(10)游离大、小肠。

(11)游离胰十二指肠(切开,示胆总管及十二指肠大乳头、胰管)。

(12)肛门内、外括约肌。

(13)游离肝(示肝门结构、第二肝门)。

(14)肝胆胰十二指肠(示肝外胆道、胰管)。

2. 模型 原位消化系统组成器官、胃放大、咽肌、肝内管道、肝胆胰脾、直肠内观等。

(二)实验过程

1. 口腔 在头颈正中矢状切标本上,查看口腔的围成及以牙列为界分成的口腔前庭和固有口腔。①对照活体观察口唇、颊及颊黏膜,注意颊黏膜上腮腺导管的开口部位及形态。②观察口腔与鼻腔之间的腭,前部为骨性部即骨腭,由上颌骨腭突和腭骨水平板构成,后部是软组织即软腭,由腭帆张肌等构成,理解腭裂("狼咽")为什么会引起发音障碍? 在活体上张口做"啊"的动作,观察口腔后部较狭窄通道即咽峡的围成,注意辨认腭帆、腭垂、腭舌弓、腭咽弓和腭扁桃体。软腭后部游离部分为腭帆,腭帆后缘中央向后下方的突起是腭垂;自腭帆向两侧延伸形成两条弓形皱襞,即前方的腭舌弓和后方的腭咽弓,二者之间的隐窝是扁桃体窝,内有腭扁桃体。③对照活体观察牙的位置、排列及分类,照着镜子张口数一数你自己或其他同学有多少颗牙,分别用牙式表示,理解牙的形态与功能的关系。在牙纵剖面标本上,结合模型观察其形态、构造及牙周组织,理解抽牙髓止痛的机理和用酸性物质洗牙的危害;拔牙时应注意哪些事项? 在标本上模拟演示说明。④对着镜子将舌伸出,观察自己或其他同学舌的形态、分部及舌体背面的黏膜,注意根据位置和大小区分丝状乳头、菌状乳头、叶状乳头、轮廓乳头和舌扁桃体;将舌尖翘起,观察居舌下正中的舌系带及两侧有唾液流出的黏膜隆起即舌下阜、舌下襞。在头颈正中矢状切标本上,观察舌内肌和舌外肌,重点为舌外肌的茎突舌肌、舌骨舌肌和颏舌肌,查看颏舌肌起于下颌骨的颏棘,止于舌体及舌根的中线处,理解颏舌肌收缩时舌尖为何偏向对侧? ⑤在显示大唾液腺的头颈标本上,观察腮腺、下颌下腺和舌下腺的位置、形态及分部,腮腺位于面侧区的外耳道前下方,下颌下腺位于下颌体内侧,舌下腺位于舌下襞黏膜内,用镊子寻找其导管,探查导管的开口部位,即下颌下腺开口于舌下阜,舌下腺开口于舌下阜和舌下襞;注意腮腺导管从其浅部发出,下颌下腺导管是从其深部发出的。在标本上模拟腮腺逆行造影的方法,理解腮腺导管走行的特点及腮腺肿大时对周围结构的影响。

2. 咽 在头颈正中矢状切标本上观察咽的位置及上宽下窄、前后略扁的肌性管道,辨认软腭游离缘和会厌上缘,以此两结构分为鼻咽、口咽和喉咽。在鼻咽侧壁上查看弓形隆起的咽鼓管圆枕,于其下方和上方分别用镊子探查咽鼓管咽口及咽隐窝,注意理解咽鼓管咽口的生理性关闭及咽隐窝发生鼻咽癌后的最常转移途径。在口咽和喉咽处寻找舌根与会厌之间的会厌谷、咽淋巴环(鼻咽侧壁的咽鼓管扁桃体,后壁的咽扁桃体,口咽的腭扁桃体、舌扁桃体,围绕在口咽和鼻咽周围呈环形分布)和喉口两侧的梨状隐窝,注意观察梨状隐窝与甲状软骨的关系,理解咽淋巴环的作用。探查咽的6个交通,鼻后孔通鼻腔,咽峡通口腔,喉口通喉腔,两侧经咽鼓管咽口通鼓室,向下与食管延续。在咽肌标本上,观察呈叠瓦状排列的咽上、中、下缩肌及咽提肌(茎突咽肌、咽鼓管咽肌和腭咽肌)。

3. 食管 在整尸标本上观察食管的位置、走行、分部、毗邻及狭窄部位,注意在气管与脊柱间、主动脉弓和左主支气管及左心房后方寻找,测量狭窄部位与中切牙的距离;食管的三个狭窄除穿膈处较明显外,其余都不清楚,应结合X线片观察。在游离食管胃标本上,切开食管壁观察其构造,与胃贲门延续处查看有无食管括约肌存在,理解食管下端为何能防止食物反流。如反流易引起何病变?

4. 胃 在整尸标本上观察位于左季肋区和腹上区的胃及毗邻,注意胃前壁的游离面及后壁的胰、左肾、左肾上腺、横结肠及其系膜形成的"胃床"结构,理解其作用及临床意义。在游离胃标本上,摆好位置后首先确定胃的类型,然后观察胃的形态和分部,注意分辨前后壁、大小弯、出入口、贲门切迹和角切迹。用手捏两口,贲门因无明显括约肌而较柔软,幽门有较厚的环形括约肌而捏之较硬。在胃大弯远侧重点寻找中间沟,以此沟为界将幽门部分为幽门窦和幽门管。幽门部与十二指肠无明显的界限,在交界处的前壁寻找纵行的幽门前静脉,此为两者表面的分界线。在胃冠状切的标本上,观察胃黏膜的外形及结构,注意小弯侧黏膜皱襞的走行规律,理解为什么溃疡好发于小弯侧? 在模型上观察胃的肌层,注意各层肌纤维的走行。

5. 小肠 在整尸标本上观察小肠的位置、分部(十二指肠、空肠和回肠)、毗邻及特点,触摸自膈右脚连于十二指肠升部的十二指肠悬韧带,注意拉动十二指肠空肠曲,辨认十二指肠悬肌,该肌主要由平滑肌和结缔组织构成,将十二指肠空肠曲固定于腹后壁,是手术中确认空肠起始的重要标志。在肝胰十二指肠标本上,观察十二指肠的分部及其与胰的位置关系,十二指肠呈"C"形,环绕胰头,以胰头为标志分为上部、降部、水平部和升部。切开降部观察其后内侧壁中、下1/3处的黏膜隆起即十二指肠大乳头,探查其连通;在十二指肠上部查看其壁薄腔大的十二指肠球,此为溃疡的好发部位。在整尸标本上注意根据位置鉴别空肠和回肠,空肠位于左上腹,回肠居右下腹,二者无明显分界线;提起肠系膜探查系膜根部,并用透光的方法观察肠系膜内血管弓的多少,有1~2级动脉弓的肠管是空肠,有3~4级动脉弓的肠管是回肠,注意放回肠管时勿让系膜扭转。在游离肠管标本上,可用手触摸肠壁的厚度,较厚者为空肠,薄者是回肠;将肠管纵行剖开,黏膜皱襞高而密,对光观察时有许多散在的芝麻大小不透光的结节即孤立淋巴滤泡者为空肠,低而疏且有成片的椭圆形不透光区即集合淋巴滤泡者是回肠。只有在活体时才能根据肠壁颜色区别空肠与回肠,理解肠伤寒时为什么常引起回肠穿孔。

6. 大肠　在整尸标本上观察大肠的位置及分部(盲肠、阑尾、结肠、直肠和肛管)。首先辨认结肠带、结肠袋和肠脂垂,并与小肠进行比较,理解结肠带和结肠袋形成的原因及作用;结肠与空、回肠的鉴别不能以管径大小来区分,应以结肠的三大特征作为鉴别标志;注意观察结肠的分部(升结肠、横结肠、降结肠和乙状结肠)、结肠左曲和结肠右曲的位置及毗邻关系。在游离回盲部标本上,切开盲肠壁观察回盲瓣及阑尾口,理解其作用,此处为肠套叠的易发生部位,动手演示肠套叠的过程,并设计肠套叠的保守治疗和手术方法及注意事项。在整尸标本上观察阑尾的位置类型,用手向下触摸结肠带,观察结肠带与阑尾根部的关系;用镊子提起阑尾末端,分别放到回肠及盲肠的前、后方,模仿阑尾的其他位置类型;在腹壁上画出阑尾的体表投影点,模仿手术作切口,观察切口经过的腹壁层次结构。在腹盆部正中矢状切标本上,观察骶骨前方的直肠弯曲(骶曲凹向前,会阴曲凹向后)及直肠腔内的横襞,测量较为恒定的中横襞与肛门间的距离;注意观察男、女性直肠前面毗邻结构的差异;观察肛管内纵行黏膜形成的肛柱,用镊子在相邻两个肛柱下端之间夹起肛瓣,其与肠壁间的小腔隙为肛窦;将肛柱下端与肛瓣游离缘作一环行连线即齿状线,比较其上、下结构的差异。齿状线下方1cm的环行区为肛梳,是外痔的发生部位,辨认肛直肠线、齿状线和白线,理解其临床意义。在特制的肛门括约肌标本上,辨认肛门内括约肌(平滑肌)、肛门外括约肌(骨骼肌)及分部,查看肛直肠环的位置及构成(肛门括约肌、直肠纵行肌、肛门外括约肌的浅部及深部、耻骨直肠肌),理解其作用。如直肠癌行肛门切除术后要重建括约肌,请你设计一下哪些肌可用来进行肛门括约肌重建?

7. 肝　在整尸标本上观察位于右季肋区和腹上区的肝及其形态、毗邻,画出其体表投影区,重点观察肝脏面的毗邻结构。在游离肝标本上,观察肝的2面、4缘,重点观察脏面的"H"形沟及沟内的结构。左纵沟前部为肝圆韧带裂,内有由脐静脉闭锁而成的肝圆韧带,后部为静脉韧带裂,内有由静脉导管闭锁而成的静脉韧带;右纵沟前部是胆囊窝,容纳胆囊,后部为腔静脉沟,内有下腔静脉;横沟为肝门,由右前方的肝管、左前方的肝固有动脉和两者后方的肝门静脉等出入。以"H"形沟为标志分为前方的方叶、后方的尾状叶和侧方的左、右叶;在腔静脉沟上端寻找肝左、中、右静脉出肝注入下腔静脉处,此即第二肝门,下部的第三肝门不易辨认。在肝内管道铸型标本或模型上,观察经第一、二肝门进出的管道。在游离肝或模型上按Glisson系统画出肝的分叶、分段,理解肝段划分的意义。在肝胰十二指肠及肝外胆道标本上,辨认出入肝门的左右肝管及肝总管、梨形的胆囊、胆囊管、胆囊管与肝总管汇合成的胆总管,也可循胆总管向肝门方面追踪,可见肝总管分左、右肝管入肝,向下方追踪,胆总管经十二指肠降部与胰头之间,在十二指肠降部中点斜穿肠壁开口于十二指肠大乳头。注意观察胆总管的走行及开口部位。探查胆囊三角的围成,理解其临床意义。注意区分产生胆汁的是肝还是胆囊?胆囊有何功能?在标本上演示一下胆汁的产生及排出途径,理解患肝炎后进食时为什么有厌油腻感?

8.　胰　在整尸标本上观察位于第1、2腰椎前方的胰及其形态、毗邻,重点是其前方的网膜囊。在游离标本上观察胰的分部(无明显界限),沿胰长轴钝形分离后查看胰管和副胰管,导管从左行向右,沿途收纳许多细小管道。观察胰管的开口部位(十二指肠大乳头),理解胰的内分泌及外分泌功能。

〚练　习　题〛

1. 舌黏膜上有几种舌乳头?哪种没有味觉功能?

2. 试述三对大口腔腺的位置和开口部位。

3. 咽分哪几部?各部交通情况如何?

4. 试述食管的分部、三处狭窄的位置及临床意义。

5. 试述胃的位置及分部。

6. 如何区别小肠和大肠?

7. 试述阑尾根部的体表投影,手术中如何寻找阑尾?

8. 试述肛管内面的形态结构特点。

9. 试述肝的分部、位置和体表投影。

10. 试述胆汁的产生和排出途径。

11. 名词解释

咽峡_____

_____

咽淋巴环_____

_____

十二指肠悬韧带_____

_____

齿状线

_____

_____

肝门

_____

_____

肝蒂

_____

_____

胆囊三角

_____

_____

肝胰壶腹

_____

_____

腹膜腔

_____

_____

12. 填图：胃的形态

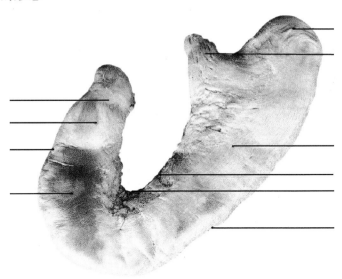

（洪乐鹏）

第二章 呼吸系统

一、概　　述

　　呼吸系统由呼吸道和肺组成。呼吸道包括鼻、咽、喉、气管和支气管。它们的管壁均以软骨为支架。临床上常把鼻、咽、喉称为上呼吸道,把气管、主支气管及其分支称为下呼吸道。其中咽是呼吸系统和消化系统的共同通道。肺是由肺泡、肺内支气管以及肺的血管、神经和淋巴管组成。呼吸系统的主要功能是进行气体交换,即吸入氧、呼出二氧化碳。机体在进行新陈代谢过程中,经呼吸系统不断地从外界吸入氧,由循环系统将氧运送至全身的组织和细胞,经过氧化,产生组织、细胞活动所必需的能量,同时在氧化过程中所产生的二氧化碳,再通过循环系统运送至呼吸系统,排出体外,以保证机体生命活动的正常进行。

　　通过实验观察,掌握呼吸系统各组成器官的位置、形态结构,理解呼吸系统器官的结构与功能的关系。

二、实验目的与要求

　　1. 观察呼吸系统的组成。

　　2. 观察鼻的外形,包括鼻根、鼻背、鼻尖、鼻翼和鼻孔。

　　3. 查看鼻腔的分区。鼻腔以鼻中隔为界分左、右 2 个鼻腔。每侧鼻腔以鼻阈为界可分为前方的鼻前庭和后方的固有鼻腔。观察鼻腔内的结构包括位于鼻腔内的鼻甲、鼻道、蝶筛隐窝、鼻旁窦以及鼻旁窦的开口。

　　4. 观察喉的位置和组成、喉软骨形态及其连接;查看喉的分段。

　　5. 观察气管颈段、气管分叉和气管软骨;比较左右支气管形态上的差异。

　　6. 观察肺的位置、肺裂、肺叶。辨认肺门内的结构,包括支气管、肺动脉和肺静脉。比较左右肺的形态、肺门的结构及其排列。

　　7. 观察肺叶支气管、肺段支气管及其分支。

　　8. 观察胸膜的分布、壁胸膜的分部,探查肋膈隐窝。

三、实验内容

（一）标本及教具

1. 标本

（1）整尸(示在体喉、气管、支气管、肺、胸膜和纵隔)。

（2）头颈正中矢状切(示鼻旁窦开口)。

（3）游离人喉矢状切和冠状切。

（4）肺。

（5）喉软骨。

（6）喉肌。

（7）游离气管、支气管和肺。

（8）胸廓。

2. 教具　支气管树。

（二）实验过程

1. 鼻　在活体上观察鼻的外形,包括鼻根、鼻背、鼻尖、鼻翼和鼻孔。在头颈正中矢状切标本上,观察鼻中隔以及前下方的易出血区。在去除鼻中隔的头颈正中矢状切标本上辨认鼻阈、鼻前庭和固有鼻腔。观察固有鼻腔的构成（鼻腔的4个壁）,重点查看外侧壁上的3个鼻甲以及下方相应的鼻道。在头部冠状切标本上,观察眉弓深面的额窦、上颌骨体内的上颌窦以及筛骨迷路内的筛窦。在头颈正中矢状切标本上,观察蝶骨体内的蝶窦。在切除中鼻甲的头部冠状切标本上观察中鼻道内的半月裂孔及其前上方的筛漏斗和筛泡。用探针探查这些鼻旁窦在鼻腔内的开口情况。

2. 喉　首先观察喉软骨。在喉软骨的模型上辨认甲状软骨。甲状软骨由两个四边形的软骨板构成。甲状软骨前角上方突起形成喉结,后方向上和向下发出两对突起,为上角和下角。辨认环状软骨。环状软骨形似戒指,可分为前方的软骨弓和软骨板。辨认会厌软骨。会厌软骨形似树叶。会厌软骨表面覆以黏膜,构成会厌。辨认杓状软骨。杓状软骨为一对三角形锥状骨。底部向前和向外各有一个突起,称为声带突和肌突。其次观察喉连接。在喉标本上观察甲状软骨和舌骨之间的甲状软骨膜、弹性圆锥和方形膜。重点观察弹性圆锥和方形膜的位置和形态。弹性圆锥位于甲状软骨后方与环状软骨和杓状软骨之间,形似圆锥。方形膜位于甲状软骨前角后方,会厌软骨两侧缘与杓状软骨之间,呈四方形。在喉标本上观察环甲关节和环杓关节的构成和运动。环甲关节由环状软骨外侧面和甲状软骨下角构成。环杓关节由环状软骨上缘和杓状软骨底构成。接着观察喉肌。在喉肌的标本上查看位于甲状软骨和环状软骨前部的环甲肌;位于环状软骨板和杓状软骨之间的环杓后肌;甲状软骨侧方深面的环杓侧肌。甲状软骨内面和杓状软骨之间的甲杓肌。最后观察喉腔。在喉正中矢状切标本上,辨认前庭襞和声襞。以这两对皱襞为界,喉腔可分为喉前庭、喉中间腔和声门下腔。观察这三个部分的位置以及位于喉中间腔的喉室。在经喉后正中线切开的标本上,观察喉口和声门裂。

3. 气管　在气管支气管标本上,观察气管软骨环的形态和数目。

4. 支气管　在气管支气管标本上,观察左、右主支气管的长度、管径及其与支气管正中线的夹角。在切开的气管支气管标本上,找出气管隆嵴的形态和位置。比较左右支气管与支气管正中线的夹角,理解临床上气管内异物为什么多坠入右主支气管?

5. 肺　首先在整尸标本上,观察肺的位置以及左右肺的形态。在游离肺的标本上,辨别左右肺的区别。左肺较长,由斜裂分为上下二叶。右肺较短,由斜裂和水平裂分为上、中、下三叶。其次观察肺的形态。肺的基本形态特征可归结为:一尖、一底、二面、三缘。在左肺的内侧缘还可看到心切迹和左肺小叶。然后重点观察肺内侧的肺门和肺根。在肺的内侧面辨认肺门以及进出肺门的结构（肺根）,包括支气管和肺动、静脉。注意观察这些结构从上至下以及从前至后的排列顺序在左右肺的区别。在支气管树的标本上,找出主支气管、叶支气管和段支气管。每一肺段支气管和它们所属的肺组织为支气管肺段。在肺段模型上,观察肺段的形态和排列。

6. 胸膜　在整尸标本上,辨认胸腔内面的壁胸膜和肺表面的脏胸膜。首先观察壁胸膜的分部。覆盖在胸壁内面的部分为肋胸膜;贴于膈上方的是膈胸膜;贴于纵隔两侧的是纵隔胸膜;肺尖上方的是胸膜顶。探查胸膜腔、肋纵隔隐窝和肋膈隐窝。壁胸膜和脏胸膜相互移行,围成胸膜腔。肋胸膜和纵隔胸膜的移行处形成肋纵隔隐窝;肋胸膜和膈胸膜的移行处形成肋膈隐窝。肋膈隐窝是胸膜腔的最低处。

〖练 习 题〗

1. 试述鼻腔外侧壁的结构。

2. 鼻旁窦包括哪些?

3. 咽可分为哪几部分?

4. 喉腔可分为哪几部分?

5. 如何区别左右支气管。

6. 试述肺的位置、形态以及结构。

7. 肺根包括哪些结构？左右肺的肺根有何不同？

8. 肋膈隐窝是如何形成的？临床上有何意义？

9. 名词解释

下呼吸道_____
_____

声门裂_____
_____

蝶筛隐窝_____
_____

喉室_____
_____

弹性圆锥_____
_____

支气管树_____
_____

肺门_____
_____

肺根 _____

_____

肋纵隔隐窝 _____

_____

10. 填图:肺内面观

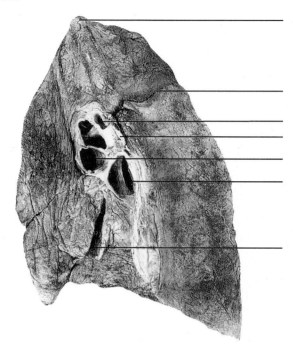

（石　纯）

第三章　泌尿系统

一、概　述

泌尿系统包括左右肾脏、左右输尿管、膀胱以及尿道。肾位于腹腔后壁上部的脊柱左右两侧，形似蚕豆。机体在代谢过程中所产生的废物如尿素、尿酸等由血液运送到肾，形成尿液。尿液经输尿管流入膀胱。膀胱内尿液存储到一定程度后经过尿道排出体外。肾脏不仅是主要的排泄器官，也是重要的内分泌器官，对维持机体内环境稳定起着重要的作用。

通过实验观察，弄清泌尿系统各组成器官的位置、形态以及结构，理解泌尿系统器官的结构与功能的关系。

二、实验目的与要求

1. 观察泌尿系统的组成。
2. 观察肾的位置和形态。
3. 观察肾的三层被膜。
4. 观察肾门以及肾蒂，辨认肾蒂内包含的结构以及肾蒂内结构的排列顺序。
5. 观察输尿管的走行和分部，以及走行过程中的3个狭窄部位。
6. 观察并比较男女性尿道的结构特征。

三、实验内容

（一）标本及教具

1. 标本

（1）整尸（示在体肾、膀胱和输尿管）。

（2）游离泌尿生殖器。

（3）游离肾（示肾门、肾窦和肾蒂）。

（4）肾冠状剖面（示肾大盏、肾小盏、肾盂、肾柱和肾乳头）。

（5）动物新鲜肾。

（6）肾的腹部横断面。

（7）肾血管。

（8）女性盆部会阴正中矢状切（示女性尿道）。

（9）游离膀胱前列腺。

（10）男性盆部会阴正中矢状切（示男性尿道）。

2. 教具

（1）肾模型。

（2）泌尿生殖器。

（3）男性盆部正中矢状切。

（二）实验过程

1. 肾　在整尸标本上，观察肾的位置和毗邻。肾位于脊柱两侧。左肾和右肾的毗邻结构不同，左肾与胃、胰、脾及结肠左曲相毗邻；右肾与肝、结肠右曲和十二指肠相毗邻。后方均与 12 肋毗邻。在游离肾标本上,观察肾的形态、肾门以及肾蒂。肾形似蚕豆,内侧缘凹陷处为肾门。出入肾门的结构,包括肾盂、肾动脉和肾静脉,这些结构统称为肾蒂。尤其注意肾蒂内结构的排列顺序,由前往后依次为肾静脉、肾动脉和肾盂。由上至下依次为肾动脉、肾静脉和肾盂。在肾冠状剖面上,观察肾盂以及肾内部的结构。肾由肾实质和肾髓质构成。辨认肾实质和肾髓质的结构。肾实质突入肾髓质的部分为肾柱。肾髓质内圆锥形结构为肾锥体。肾锥体的尖端呈乳头状,称肾乳头。肾小盏套在肾乳头上,逐渐汇合成肾大盏和肾盂。在腹部横断面标本上,观察肾的三层被膜,从外向内,依次为肾筋膜、肾脂肪膜和肾纤维囊。注意肾筋膜分为前后二层,包绕了肾脏和肾上腺在内。

2. 输尿管 在整尸的标本上,观察输尿管的行程。输尿管起于肾盂,走行在腰大肌的前方,跨过髂总动脉,穿过膀胱壁,开口于膀胱。注意输尿管的 3 个狭窄处,分别位于肾盂与输尿管移行处、跨髂血管处和穿膀胱壁处。

3. 膀胱 盆部会阴正中矢状切标本上,观察膀胱的位置和毗邻,注意对比男女膀胱毗邻的区别。男性膀胱后方为输精管、精囊以及直肠;下方为前列腺。女性膀胱后方为子宫和阴道;下方为尿生殖膈。在游离膀胱的标本上,观察膀胱的形态和结构,比较膀胱空虚和充盈时的形态。膀胱空虚时为三菱锥形,可分为膀胱尖、膀胱底、膀胱体和膀胱颈 4 个部分。在打开的游离膀胱前列腺的标本上,辨认膀胱内面的膀胱三角。膀胱内面有 3 个开口,分别为 2 个输尿管开口和 1 个尿道内口。两侧输尿管开口之间黏膜形成一条横行的皱襞,为输尿管间襞。这 3 个开口围成的区域为膀胱三角。注意观察膀胱的内面。膀胱内面有许多的皱襞,但由于膀胱三角缺乏黏膜下层,无论膀胱空虚或充盈均为平滑状态。

4. 尿道 男性盆部会阴正中矢状切的标本上,观察男性尿道的行程、分部和形态。男性尿道起于膀胱的尿道内口,穿过前列腺,尿生殖膈,阴茎,最终开口于尿道外口。因此,男性尿道可分为前列腺部、膜部和海绵体部。通常前列腺部和膜部称为后尿道,海绵体部称为前尿道。注意观察男性尿道的管径和弯曲情况。男性尿道有 3 个狭窄,3 个扩大以及 2 个弯曲。3 个狭窄分别位于尿道内口、膜部以及尿道外口。3 个扩大处分别位于尿道前列腺部、球部和尿道舟状窝。2 个弯曲分别位于耻骨下方和前方,分别称为耻骨下弯和耻骨前弯。在女性盆部会阴正中矢状切的标本上,观察女性尿道的走行。女性尿道起于膀胱的尿道内口,穿过尿生殖膈,最终开口于阴道前庭的尿道外口。

〖练 习 题〗

1. 试述肾的内部结构。

2. 试述肾的毗邻和被膜。

3. 试述输尿管的分部以及行程。

4. 试述男性尿道的 3 个狭窄处以及生理意义。

5. 试述尿液排出所要经过的结构。

6. 试述膀胱的毗邻。

7. 试述膀胱三角的形成、结构以及临床意义。

8. 名词解释

肾门＿＿＿＿＿＿＿＿＿＿＿＿＿＿＿＿＿＿＿＿＿＿＿＿＿＿＿＿＿＿＿＿＿＿＿

＿＿＿＿＿＿＿＿＿＿＿＿＿＿＿＿＿＿＿＿＿＿＿＿＿＿＿＿＿＿＿＿＿＿＿＿＿

肾蒂＿＿＿＿＿＿＿＿＿＿＿＿＿＿＿＿＿＿＿＿＿＿＿＿＿＿＿＿＿＿＿＿＿＿＿

＿＿＿＿＿＿＿＿＿＿＿＿＿＿＿＿＿＿＿＿＿＿＿＿＿＿＿＿＿＿＿＿＿＿＿＿＿

肾乳头＿＿＿＿＿＿＿＿＿＿＿＿＿＿＿＿＿＿＿＿＿＿＿＿＿＿＿＿＿＿＿＿＿＿

＿＿＿＿＿＿＿＿＿＿＿＿＿＿＿＿＿＿＿＿＿＿＿＿＿＿＿＿＿＿＿＿＿＿＿＿＿

肾盂＿＿＿＿＿＿＿＿＿＿＿＿＿＿＿＿＿＿＿＿＿＿＿＿＿＿＿＿＿＿＿＿＿＿＿

＿＿＿＿＿＿＿＿＿＿＿＿＿＿＿＿＿＿＿＿＿＿＿＿＿＿＿＿＿＿＿＿＿＿＿＿＿

膀胱三角

尿道膜部

尿道舟状窝

后尿道

9. 填图:肾冠状切

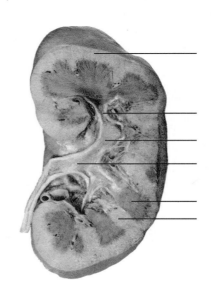

（石　纯）

第四章 男性生殖系统

一、概　述

　　男性生殖系统包括内、外生殖器两个部分。内生殖器由生殖腺(睾丸)、输精管道(附睾、输精管、射精管和尿道)和附属腺(精囊腺、前列腺、尿道球腺)组成。外生殖器包括阴囊和阴茎。睾丸可产生精子和男性激素。精子从睾丸生成后储存于附睾。射精时,可经过输精管、射精管和尿道排出体外。附属腺的分泌物则参与精液的组成。精液可以营养精子和增加精子的活力。阴囊可保护睾丸,维持睾丸的温度。阴茎则是男性的性交器官。

　　通过实验观察,熟悉男性生殖系统各组成器官的位置、形态以及结构,理解男性生殖系统器官的结构与功能的关系。

二、实验目的与要求

　　1. 观察男性生殖系统的组成。

　　2. 观察睾丸和附睾的位置、形态和内部结构。

　　3. 观察输精管的行程以及分部。

　　4. 观察精索的位置和内容,注意精索与输精管的关系。

　　5. 观察男性的附属腺,包括精囊腺、前列腺和尿道球腺的位置,形态以及相应导管的开口位置。

　　6. 观察阴茎的形态和内部构造。

　　7. 观察阴囊的构造和层次。

三、实 验 内 容

(一) 标本及教具

1. 标本

(1) 整尸。

(2) 游离的泌尿生殖器。

(3) 游离膀胱前列腺(示精囊和精阜)。

(4) 男性盆部会阴正中矢状切(示阴囊、睾丸和精索)。

(5) 阴茎海绵体。

2. 模型

(1) 泌尿生殖器。

(2) 男性盆部会阴正中矢状切。

(3) 前列腺分叶。

(二) 实验过程

　　1. 睾丸　在整尸标本上,观察睾丸的位置和形态。睾丸位于阴囊内,阴茎的下方,呈扁椭圆形。在切开的睾丸标本上,观察睾丸的结构。睾丸的外膜为白膜。后缘增厚并突入睾丸内,形成睾丸纵隔。睾丸纵隔将睾丸实质分隔成许多锥形的睾丸小叶。睾丸小叶由 2～4 条精曲小管构成。每个小叶内的精曲小管汇合形成精直小管。精直小管进入睾丸纵隔内吻合成为睾丸网,由此网发出 12~15 条睾丸输出小管,进入附睾的头部。思考精子是由睾丸的哪个部分生成的?

2. 附睾　在游离的附睾标本上,观察附睾的位置、形态和分部。附睾位于睾丸上部后端。呈新月形。由上至下分为头、体和尾三个部分。

3. 输精管　在整尸标本上,观察输精管的形成,形态和分部。输精管是附睾尾移行向上形成。输精管按行程分为睾丸部、精索部、腹股沟管部和盆部。睾丸部是位于附睾尾和睾丸上端的部分。精索部位于睾丸上端和腹股沟管浅环之间的一段,位置非常表浅。腹股沟部是位于腹股沟管的一部分。盆部是位于腹股沟管深环和射精管的一部分。而且是输精管中最长的一部分。最后两侧输精管在膀胱后方融合形成一个膨大,为输精管壶腹。根据输精管的走行和各部分的位置,思考输精管结扎手术应在输精管哪个部分进行?

4. 精索　在整尸标本上,观察精索的形态和位置。精索是一对圆索状结构。从腹股沟管延伸至睾丸上端。在切开的精索标本上,观察精索的被膜和内容物。精索表面有 3 层被膜,由外向内为精索外筋膜、提睾肌和精索内筋膜。精索内包括输精管、精索内动静脉。注意精索和输精管的关系。精索包括了输精管的睾丸部和腹股沟管部而不是输精管的全部。

5. 射精管　在盆腔正中矢状切模型上,观察射精管的位置,形态和开口。输精管是位于膀胱旁边的膨大,末端变细与精囊排泄管合并形成射精管。射精管斜穿前列腺开口于尿道前列腺部。

6. 精囊　在游离精囊标本上,观察精囊的位置和形态。精囊位于膀胱后方,呈长椭圆形,表面凹凸不平。精囊排泄管和输精管末端合并,开口于尿道前列腺部。

7. 前列腺　在游离的膀胱前列腺标本上,观察前列腺的位置和形态。前列腺是位于膀胱下方的板栗状的结构,其上方宽大,为前列腺底,下端较尖,为前列腺尖。尖和底之间的部分为体部。在前列腺模型上,观察前列腺的结构。前列腺中间还有尿道和射精管通过。根据前列腺和尿道的关系,前列腺可分为 5 叶,分别为前叶、后叶、中叶以及左右叶。思考前列腺肥大为何会引起排尿困难?

8. 尿道球腺　在游离的膀胱前列腺标本上,观察尿道球腺的位置和开口。在尿道球腺位于尿生殖膈内,呈一对豌豆状腺体,它的排泄管很长,开口于尿道球部。

9. 阴囊　在整尸标本上,观察阴囊的结构。阴囊表面皮肤着色,成人有阴毛。皮肤深面为阴囊肉膜。阴囊皮肤向内发出阴囊纵隔,将阴囊分为 2 个部分,分别容纳睾丸和附睾。阴囊由内而外由精索外筋膜、提睾肌、精索内筋膜及最内层的睾丸鞘膜的壁层。睾丸鞘膜的脏壁层之间围成鞘膜腔。

10. 阴茎　在游离的阴茎标本上,观察阴茎的外形、构成和海绵体的形态。阴茎可分为根、体、头 3 个部分。头端的开口为尿道外口。阴茎的皮肤在阴茎头部形成环形双层皱襞,为阴茎包皮。包皮和阴茎头之间的腹侧中线上,有一条相连包皮和尿道外口的皮肤皱襞,为包皮系带。阴茎由 3 个海绵体构成。背侧 2 个为阴茎海绵体。腹侧为尿道海绵体。每个海绵体外包有一层白膜。3 个海绵体被阴茎浅深筋膜共同包裹。其中尿道海绵体前后端分别为阴茎头和尿道球。男性尿道贯穿了尿道海绵体。

〖练 习 题〗

1. 试述附睾的分部以及生理意义。

2. 精子的产生以及排出的途径。

3. 试述睾丸的形态和结构。

4. 试述精液的构成。

5. 试述输精管的分部和行程。

6. 试述精索的内容物。

7. 试述前列腺的形态和分部。

8. 试述阴茎的形态和结构。

9. 名词解释

精索 _____

_____

精液 _____

_____

睾丸纵隔 _____

_____

射精管 _____

_____

尿道海绵体 _____

_____

阴茎海绵体 _____

_____

10. 填图:前列腺和精囊腺

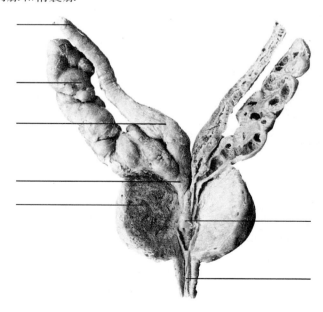

（石　纯）

第五章 女性生殖系统

一、概　　述

　　女性生殖系统包括内、外生殖器官及相关组织。女性内生殖器包括阴道、子宫、输卵管及卵巢。女性外生殖器又称外阴,包括阴阜、大阴唇、小阴唇、阴蒂、阴道前庭、前庭球和前庭大腺。相关组织包括乳房和会阴。卵巢可产生卵子和女性激素。输卵管是输送卵子和受精的管道。子宫是胚胎发育和产生月经的场所。阴道是性交、排经和分娩胎儿的通道。女性乳房可以生成和分泌乳汁。

　　通过实验观察,弄清女性生殖系统各组成器官的位置、形态以及结构,理解女性生殖系统器官的结构与功能的关系。

二、实验目的与要求

　　1. 观察女性生殖系统的组成。

　　2. 观察子宫的位置、毗邻、形态、分部以及固定装置包括子宫阔韧带、子宫圆韧带、子宫主韧带和骶子宫韧带。

　　3. 观察阴道的位置和毗邻;阴道穹的形成及毗邻。

　　4. 观察卵巢的位置及形态。

　　5. 观察输卵管的分部以及各部的形态特征。

　　6. 观察女性会阴的范围和结构。

　　7. 观察女性外阴的结构,包括阴阜、大阴唇、小阴唇、阴蒂、前庭球和前庭大腺。

　　8. 观察乳房的外形和结构。

三、实　验　内　容

(一) 标本及教具

1. 标本

（1）整尸。

（2）女性盆部会阴正中矢状切(示女性内生殖器、卵巢及子宫韧带)。

（3）游离女性生殖器。

（4）游离子宫阴道冠状切。

（5）乳房。

2. 模型

（1）女性盆部会阴正中矢状切。

（2）女性内生殖器。

（3）子宫韧带。

（4）男女会阴。

（5）盆底肌。

(二) 实验过程

1. 卵巢　在女性盆部会阴正中矢状切标本上,观察卵巢的位置和形态。卵巢左右各一,位于髂内、外静脉的夹角内,呈扁椭圆形。注意卵巢和子宫的位置关系,卵巢位于子宫的两侧后方。在游离的卵巢标本上,观察卵巢的分部。卵巢分为内外侧面、上下端和前后缘。卵巢的前缘有血管出入,称为卵巢门。在切开的卵巢标本上,观察卵巢的内部结构,卵巢外膜称白膜;实质分为皮质和髓质。

2. 输卵管　在女性盆部会阴正中矢状切上,观察输卵管的位置和形态。输卵管是位于子宫两侧,起始于子宫角的圆索状结构。游离子宫阴道冠状切的标本上,观察输卵管的分部。输卵管由近至远可分为子宫部、输卵管峡部、输卵管壶腹和输卵管漏斗。贯穿子宫壁的那部分为子宫部。接近子宫角外侧的一段为输卵管峡部。输卵管膨大的部分为输卵管壶腹。输卵管的末端为输卵管漏斗。输卵管漏斗可分为输卵管伞和卵巢伞。输卵管峡部是输卵管管腔最狭窄的部分。思考女性输卵管结扎手术应该在输卵管的哪一段进行?

3. 子宫　在女性盆会阴正中矢状切标本上,观察子宫位置和毗邻。子宫是位于女性盆腔,膀胱和直肠之间的肌性器官。两侧为输卵管和卵巢,下方为阴道。正常人子宫在盆腔内位置为前倾前屈位。所谓前倾,指子宫长轴与阴道长轴间的夹角。所谓前屈,指子宫体长轴和子宫颈长轴之间的夹角。在游离子宫阴道冠状切标本上,观察子宫形态和分部。子宫呈前后略扁的倒置梨形。通常以子宫和输卵管间的子宫角为界,将子宫分为子宫底和子宫体。下端圆柱形部分称为子宫颈。子宫颈以阴道为界,分为阴道上方子宫阴道部和阴道下方子宫阴道部。子宫体和子宫颈之间部分为子宫峡。在子宫阴道冠状切标本上,观察子宫腔形状。子宫体宫腔为三角形;子宫颈宫腔为梭形。在女性盆会阴正中矢状切标本上,观察维系子宫位置的韧带。从子宫两侧缘至盆腔侧缘的膜状结构称子宫阔韧带。起于子宫角,走行于子宫阔韧带,穿过腹股沟管的圆索状韧带为子宫圆韧带。自子宫颈到盆腔侧面的韧带是子宫主韧带。自子宫颈到骶骨的韧带为骶子宫韧带。在经阴道冠状切的子宫标本上,观察子宫口形状。经产妇子宫口形状为横裂状。未产妇子宫口形状为圆形。

4. 阴道　在女性盆会阴正中矢状切标本上,观察阴道的位置和形态。阴道是位于子宫下方的管道。重点观察阴道被子宫颈包绕的部分。阴道上端被子宫颈包绕,称为阴道穹。阴道穹可分为前穹、侧穹和后穹。后穹最深,后方与子宫直肠陷凹毗邻。理解子宫直肠陷凹积液时为何经阴道后穹进行引流。

5. 女性外阴　在游离女性外生殖器标本上,观察外阴的结构,包括阴阜、大小阴唇、阴蒂和阴道前庭,以及前庭大腺和前庭球。女性外阴上有阴毛覆盖的部分为阴阜。两侧皮肤皱襞纵行隆起为大阴唇。大阴唇内侧较小的皮肤皱襞为小阴唇。两侧大阴唇的前端之间的圆形隆起为阴蒂。小阴唇之间的部分为阴道前庭。在阴道前庭上有一前一后 2 个开口为阴道口和尿道口。前庭球位于大阴唇皮下,阴道前庭的 2 侧。前庭大腺位于阴道口 2 侧,与前庭球后内侧端相接,形如豌豆。

6. 乳房　在整尸标本上,观察乳房的位置和形状。乳房是位于前胸壁的半球形结构。在游离的乳房标本上,观察乳房的结构。乳房正中隆起为乳头。围绕乳头的一圈皮肤颜色较深,为乳晕。从乳头向周围排列成辐射状的小管为输乳管。输乳管在接近乳头时膨大形成输乳管窦。输乳管远端连接 15 ～ 20 个小叶,为乳腺小叶。在乳房的皮肤和胸筋膜之间有一些纤维束,可对乳房起固定作用,称为乳房悬韧带。

7. 会阴　在整尸标本上,观察会阴范围。广义会阴指盆膈以下封闭骨盆的全部软组织。狭义会阴指肛门和外生殖器之间的组织。在会阴模型上,观察会阴的境界和分区。会阴是一个菱形区域,以坐骨结节为界,分为前方的尿生殖膈区和后方的肛区。尿生殖膈区内有阴道口和尿道口。肛区内有肛门。在盆肌模型上,观察肛提肌、球海绵体肌和会阴浅横肌。封闭骨盆下口的漏斗形的肌肉为肛提肌。呈八字形附着于耻骨下支的肌肉为坐骨海绵体肌。环绕小阴唇或阴茎根部周围的肌肉为球海绵体肌。位于两侧坐骨结节的肌肉为会阴浅横肌。会阴深横肌位于浅横肌的深面。在会阴模型上,观察盆膈和尿生殖膈的构成以及会阴浅、深隙的形成。盆膈由肛提肌及其上下筋膜构成。尿生殖膈由会阴深横肌及其上下筋膜构成。会阴深横肌上下筋膜之间的腔隙为会阴深隙。尿生殖膈下筋膜和会阴浅筋膜之间的腔隙为会阴浅隙。在坐骨结节和肛门之间,有一底朝下、尖朝上的楔形的腔隙,为坐骨直肠窝。注意坐骨直肠窝的前后外内侧壁以及窝内包含的内容物。坐骨直肠窝外侧壁为闭孔内肌,内侧壁为肛提肌和盆膈下筋膜,前界为尿生殖膈后缘,后界为臀大肌下缘。坐骨直肠窝有大量的脂肪组织,此外还有阴部内血管神经通过,为脓肿的好发部位。

〖练 习 题〗

1. 试述子宫的位置、形态以及固定装置。

2. 试述输卵管的分部以及生理意义。

3. 试述卵子的产生和排出途径。

4. 试述阴道穹的位置和临床意义。

5. 试述乳房的位置、形态和结构。

6. 试述会阴的定义。

7. 名词解释

子宫前倾前屈

子宫峡

子宫颈

子宫阔韧带

阴道前庭

会阴

阴道穹

卵巢伞

乳房悬韧带

8. 填图：子宫和子宫附件

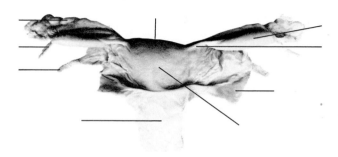

（石　纯）

第六章 腹 膜

一、概 述

腹膜为覆盖于腹、盆腔壁内和腹、盆腔脏器表面的一层浆膜,由间皮和少量结缔组织构成,薄而光滑,呈半透明状。覆盖于腹、盆腔壁的腹膜称为壁腹膜,由壁腹膜返折并覆盖于腹、盆腔脏器表面的腹膜称为脏腹膜。壁腹膜和脏腹膜互相延续、移行,共同围成不规则的潜在性腔隙,称为腹膜腔。男性腹膜腔为一封闭的腔隙;女性腹膜腔则借输卵管腹腔口,经输卵管、子宫、阴道与外界相通。壁腹膜较厚,与腹、盆腔壁之间有一层疏松结缔组织,称为腹膜外组织。腹后壁和腹前壁下部的腹膜外组织中含有较多脂肪,临床上亦称腹膜外脂肪。脏腹膜紧贴脏器表面,从组织结构和功能方面都可视为脏器的一部分,如胃和肠壁的脏腹膜即为该器官的外膜。腹膜腔和腹腔在解剖学上是两个不同而又相关的概念。

腹腔是指骨盆上口以上,腹前壁和腹后壁之间的腔;骨盆上口以下与盆膈以上,腹前壁和腹后壁围成的腔为盆腔。而腹膜腔则指脏腹膜和壁腹膜之间的潜在性腔隙,腔内仅含少量浆液。实际上,腹膜腔是套在腹腔内,腹、盆腔脏器均位于腹腔之内、腹膜腔之外。

腹膜能分泌少量浆液,可润滑和保护脏器,减少摩擦。腹膜还有吸收、吞噬、防御、修复和再生的功能。腹膜所形成的韧带、系膜还有支持和固定脏器的作用。

通过实验观察,查明腹膜的分布和腹膜腔的范围,腹膜形成物的位置、形态结构,理解腹膜各种形成物的结构与功能的关系。

二、实验目的与要求

1. 观察壁腹膜、脏腹膜的分布和腹膜腔的形成;查看大网膜的形态、小网膜的位置及组成;辨认小网膜右缘通过的主要结构及网膜孔的位置、围成;查看网膜囊的位置、范围及交通。

2. 观察冠状韧带、镰状韧带和肝圆韧带的附着部位,胃和脾的韧带。

3. 查看肠系膜的形态及肠系膜根的附着部位、横结肠和乙状结肠系膜的形态,寻找各系膜内包含的血管等结构。

4. 查看腹股沟内外侧窝、直肠膀胱陷凹、直肠子宫陷凹和膀胱子宫陷凹的位置。

5. 查看胃、空肠、回肠、盲肠、阑尾、升结肠、横结肠、乙状结肠、肝、脾、膀胱和子宫等器官被腹膜覆盖的范围,确定器官与腹膜的关系。

6. 探查腹膜腔、结肠上下区的腹膜间隙及其交通。

三、实验内容

（一）标本及教具

1. 标本

（1）整尸(示原位腹膜及形成物)。

（2）腹腔正中矢状切面(示腹膜分布)。

（3）男、女性盆部会阴正中矢状切面(示腹膜与脏器的关系及腹膜形成的陷凹)。

（4）游离肝(示肝的韧带和肝裸区)。

2. 模型 腹腔正中矢状切面、腹腔横断面、腹前壁内面观。

（二）实验过程

1. 腹膜及腹膜腔　在整尸标本上,用镊子分离腹腔脏器表面及腹壁内面、膈下面薄而光滑的膜性结构即腹膜。明确腹膜依覆盖部位分为脏腹膜和壁腹膜,从腹前壁向上、下及两侧分别探查其延续,壁、脏腹膜相互延续形成一个极不规则的囊状间隙即腹膜腔,观察脏器是否在腹膜腔之内? 理解女性腹膜腔通过何处与外界相通? 为什么女性较易发生盆腹膜腔炎症? 观察由骨盆上口、膈和腹壁围成的腹腔,腹腔内有脏器、血管、神经、淋巴及腹膜腔等;观察腹腔与腹膜腔的区别,二者不要混为一谈。理解腹膜的功能,说明腹部手术后患者为什么常采取半卧位? 肾衰竭的患者采取腹膜透析的机理。

2. 腹膜与脏器的关系　在整尸标本上,①观察胃和空、回肠,发现其表面的光滑被膜(浆膜)即脏腹膜基本上全部包绕脏器,此即腹膜内位器官,但也并不是100% 全被包裹,总有一个没有被腹膜包绕的小区域,此区域内可见到达脏器的血管、神经和淋巴通行,否则脏器将不能够成活。②观察肝和子宫,其表面有2/3 左右面积被包裹,此即腹膜间位器官。③观察胰和肾,只有前面被腹膜包裹,此即腹膜外位器官。理解区分腹膜内位、间位和外位器官的临床意义。

3. 腹膜形成的结构

（1）网膜:在整尸标本上,①观察胃小弯与肝门间的小网膜,其右侧连于十二指肠上部的游离缘为肝十二指肠韧带,左侧大部分为肝胃韧带;注意其内走行的血管、神经,尤其是肝十二指肠韧带内结构的排列关系,右前方较粗的是胆总管,左前方较细的是肝固有动脉,两者后方管径最大的是肝门静脉。②观察自胃大弯下垂呈围裙状的黄色结构即大网膜,探查胃大弯与横结肠间的胃结肠韧带,查看其内的血管。③切开小网膜,将手伸入到其后方探查网膜囊的形态及围成,前方有小网膜、胃后壁及胃结肠韧带;为观察清楚网膜囊后壁结构,可将胃结肠韧带切断,把胃翻向上方,隔着腹膜可见胰、左肾、左肾上腺、横结肠及其系膜;上方达肝尾状叶和膈,下方为大网膜前、后两层愈着处,左侧有脾、胃脾韧带和脾肾韧带,右侧有网膜孔通腹膜腔。试想如果要探查网膜囊,通过哪些途径可到达此囊(切开小网膜或胃结肠韧带或横结肠系膜)? ④在肝十二指肠韧带后方,自右向左将1 ~ 2 个手指伸入到网膜囊,经过的狭窄通道即网膜孔,用手触摸上方的肝尾状叶,下方的十二指肠上部,后方的下腔静脉及前方的肝十二指肠韧带,理解网膜囊及网膜孔的临床意义。

（2）系膜:在整尸标本上,①将空、回肠拉出腹腔,观察连于肠管与腹后壁间的结构即肠系膜,系膜根部由左上斜向右下,长约15cm,理解肠系膜的作用、临床意义及血管的分布特点。②将阑尾拉直,观察其系膜及游离缘的血管,理解阑尾为什么呈弯曲的蚯蚓状? ③向上提起横结肠,观察其系膜及系膜内的血管。④向左侧牵拉乙状结肠,观察其系膜及系膜内的血管,乙状结肠移动范围大,常易扭转。

（3）韧带:在整尸标本上,摸认固定肝、脾和胃的韧带,其中肝镰状韧带呈矢状位,连于肝膈面与膈、腹前壁之间,其游离缘的圆索状结构即肝圆韧带,连于脐;肝冠状韧带呈冠状位,连于肝膈面与膈之间,分前、后两层,末端融合成三角韧带。

（4）腹膜襞和隐窝:在腹前壁标本或模型上,①从内面观察脐与膀胱间的腹膜壁为脐正中襞,向外侧依次为脐内侧襞、脐外侧襞;将腹膜剥离观察其深面的结构,理解这些结构的来源。②从内面观察脐正中襞与脐内侧襞间的膀胱上窝,脐外侧襞内侧的腹股沟内侧窝和外侧的腹股沟外侧窝,重点注意观察腹股沟内、外侧窝与腹股沟三角和腹股沟管腹环的关系,从而理解腹股沟斜疝和直疝的突出部位及鉴别要点。

（5）腹膜陷凹:在盆部正中矢状切标本上,探查男性膀胱与直肠间的腹膜返折处即直肠膀胱陷凹;探查女性膀胱与子宫间的膀胱子宫陷凹和子宫与直肠间的直肠子宫陷凹,此为腹膜腔的最低位置,液体易积聚,理解陷凹便于穿刺或切开引流的意义。

4. 腹膜间隙　在整尸标本上探查腹膜腔,此腔隙形状不规则,以横结肠及其系膜为界分为结肠上、下区。①结肠上区(膈下间隙)以肝为标志分为上、下间隙,肝上间隙被矢状位的镰状韧带分为左、右间隙,左肝上间隙又被冠状韧带分为前、后间隙;肝下间隙以肝圆韧带分为左、右间隙,左肝下间隙又被小网膜分为前、后间隙。在游离肝标本上,观察肝膈面的冠状韧带前、后层间无腹膜覆盖的肝裸区即膈下腹膜外间隙。②结肠下区以"门"字形的结肠为标志,分为外侧的左、右结肠旁沟和内侧的肠系膜窦,后者又以肠系膜根部分为左、右肠系膜窦。③观察腹膜间隙的交通,注意探查膈下间隙经何途径至盆腔,理解为什么常易引起肝周(膈下)脓肿? 如果胃后壁穿孔,食物通过何途径可到达直肠膀胱陷凹(直肠子宫陷凹)。

〖练　习　题〗

1. 女性腹膜腔有何特点? 为什么?

2. 腹膜内位、间位、外位器官分别有哪些?

3. 肝十二指肠韧带的内容有哪些? 如何排列?

4. 试述网膜孔的毗邻关系。

5. 试述直肠子宫陷凹的位置及临床意义。

6. 名词解释

腹膜腔

小网膜

大网膜

系膜

韧带

网膜囊

肝肾隐窝

7. 填图:腹部正中矢状切面

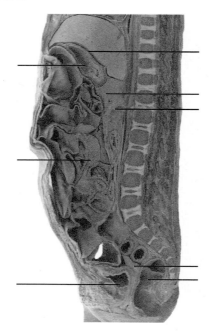

（洪乐鹏）

第三篇 脉 管 学

第一章 心血管系统

第一节 心血管系统总论 心

一、概 述

心血管系统由心、动脉、静脉和毛细血管组成,其内有血液循环流动。血液循环可分为相互连续的体循环和肺循环两部分。心血管系统基本功能是进行血液与组织、细胞之间的物质和气体交换。体循环主要作用是将营养物质和氧气运送到身体各部位的组织和细胞,又将细胞、组织的代谢产物运送到排泄器官,保证组织和细胞的新陈代谢正常进行。肺循环主要功能是使人体内含氧量低的静脉血转变为含氧丰富的动脉血,使血液获得氧气。

心脏是中空性的肌性器官,是循环系统中的动力装置,并具有内分泌功能。心脏位于横膈之上,两肺间而偏左。心脏有4腔,即左心房、左心室、右心房、右心室。心房和心室之间分别由房、室间隔隔开,互不相通。房室之间有瓣膜,以保证血液由心房流入心室。心脏的作用是推动血液流动,向器官、组织提供充足的血流量,以供应氧和各种营养物质,并带走代谢的终产物,使细胞维持正常的代谢和功能。

通过实验观察,查明心血管系统和心脏的位置、形态、结构,理解心血管系统血液循环与功能的关系。

二、实验目的与要求

1. 观察心血管系统的组成。
2. 观察心的位置、外形和各腔位置、形态和结构。
3. 观察心的传导系统位置、走行。
4. 观察心的血管分布和体表投影。
5. 观察心壁构造和心包的形态结构。

三、实 验 内 容

(一) 标本及教具

1. 标本

(1) 离体心(包括完整和切开的心)。

(2) 打开胸前壁的完整尸体标本。

(3) 心传导系标本或模型。

(4) 心的血管标本。

2. 模型 心的模型。

(二) 实验过程

1. 心的位置与外形 在打开胸前壁的完整尸体标本上观察,可见心位于纵隔内,膈的上方,居两肺之间。其外裹以心包。翻开心包的前份,即可见心呈圆锥形,约2/3在身体正中矢状面的左侧,1/3在正中矢状面的右侧。将离体完整心置于解剖位置,配合心模型观察。心形似倒置的圆锥体,有一尖一底,两面、三缘和三条沟。其尖指向左前下方,称心尖;底朝向右后上方,称心底,与出入心的大血管相连,前面又称胸肋面;后下贴在膈上,称膈面。心的右缘较锐利,左缘钝圆,下缘近水平位。心表面近心底处有一几乎呈环形的冠状沟,此沟将心分为上、下两部,上部较小为心房、下部较大为心室。心室的前、后面各有一条纵沟,分别称前室间沟和后室间沟,前、后室间沟为左、右心室分界的表面标志。心表面的冠状沟、前室间沟及后室间沟因被血管填塞,故不甚明显。

2. 心的各腔　心有4个腔。即为左心房、右心房、左心室和右心室。左、右心房间称房间隔;左、右心室之间称室间隔。心房与心室之间的开口称房室口。把切开的离体心或心模型放在解剖位置上,分别观察右心房、右心室、左心房和左心室的内部结构。

(1) 右心房:位于心的右上部,其向左前方突出的部分,称右心耳。翻开房壁,可见其壁薄,内面光滑。查看出入口,其后上方的入口为上腔静脉口;后下方的入口为下腔静脉口;前下方的出口为右房室口,此口通右心室。在下腔静脉口与右房室口之间,有冠状窦口。在下腔静脉入口左后上方有一卵圆形浅窝,即卵圆窝。

(2) 右心室:位于右心房的左前下方。将右心室前壁揭开,可见其室腔呈倒置的圆锥形。有出入两口,入口在后上方,即右房室口,在口的周缘附有3片三角形的瓣膜,称右房室瓣(三尖瓣)。在右心室内面,有锥体形的肌隆起,称乳头肌,在乳头肌与房室瓣边缘有腱索相连。右心室腔向左上方伸延的部分,形似倒置的漏斗形,称动脉圆锥。动脉圆锥的上端即右心室的出口,称肺动脉口,在口的周围附有3片呈半月形的瓣膜,称肺动脉瓣。

(3) 左心房:位于心底部,将心翻转,在心底处找到左心房,其向右前突出的部分称左心耳。左心房后壁有4个入口,左、右各2个,称肺静脉口。揭开房壁,可见前下部有一出口,称左房室口,通向左心室。

(4) 左心室:位于右心室的左后下方,壁极厚,翻开左心室前壁,可见左心室内腔亦呈倒置的圆锥形,其底部有出入两口,入口在左后方,称左房室口,该口的周缘附有2片呈三角形的尖瓣,称左房室瓣(二尖瓣),借腱索连于乳头肌;出口位于右前方,称主动脉口。通向主动脉。主动脉口周缘也有3片半月形瓣膜,称主动脉瓣。

3. 心壁的构造　用已切开的心观察,心壁由内向外为心内膜、心肌层和心外膜3层。

(1) 心内膜:衬贴于心房、心室的内面,薄而光滑。

(2) 心肌层:由心肌组成,心室肌比心房肌发达,请比较左、右心室肌厚度与功能关系。

(3) 心外膜:被覆于心肌表面,为浆膜心包的脏层。

4. 心的传导系统　心传导系由特殊的心肌纤维构成,包括窦房结、房室结和房室束及其分支等。传导系统诸结构在人心的解剖标本上不易辨别,心传导系可在牛心标本上观察。

(1) 窦房结:位于上腔静脉与右心耳之间的心外膜深面。

(2) 房室结:位于冠状窦口与右房室口之间的心内膜深面,相当于冠状窦口前上方。

(3) 房室束:由房室结发出,入室间隔分为左、右两支。右束支较细,在室间隔右侧心内膜深面下降;左束支沿室间隔左侧心内膜深面下行。左、右两支在心室内逐渐分为许多细小分支,最后形成浦肯野纤维网,与一般心室肌纤维相连。

5. 心的血管　用离体心标本配合模型观察。

(1) 动脉:左、右冠状动脉为营养心的两条动脉主干。二动脉均起始于主动脉升部,行于心外膜深面。①左冠状动脉:起自升主动脉根部左侧,经左心耳与肺动脉之间左行,即分为前室间支和旋支。前室间支沿着前室间沟走向心尖;旋支沿冠状沟向左行,绕过心左缘至心的膈面。②右冠状动脉:起自升主动脉根部右侧,经肺动脉与右心耳之间沿冠状沟向右行,绕心右缘至冠状沟后部,其中一支沿后室间沟向下前行,称后室间支。

（2）静脉:在心的膈面观察,在左心房与左心室之间的冠状沟内,有一短粗静脉干,称冠状窦,它收集了心的大静脉、中静脉和小静脉的血液,经冠状窦口注入右心房。

6. 心包　心包是包在心的外面及大血管根部的囊状结构。在未切开和已切开心包的标本上观察。心包为包裹心和大血管根部的锥形囊,包括纤维心包和浆膜心包两部分。浆膜心包又分为脏层和壁层:脏层紧贴在心表面,即心外膜;壁层贴于纤维心包的内面。浆膜心包的脏、壁两层在大血管根部互相移行,两层间形成的腔隙,称心包腔。纤维心包紧贴在浆膜心包壁层的外面,上方移行为大血管的外膜,下方愈着于膈肌。

7. 心的体表投影　（在整体标本上定位观察）。

〔练　习　题〕

1. 试述循环系统的组成和功能。

2. 简述体、肺循环各自的途径。

3. 简述心的位置和外形。

4. 心的传导系统包括哪些结构？传导途径如何？

5. 心包及心包腔的构成。

6. 名词解释

体循环 _____

_____

右房室瓣(三尖瓣) _____

_____

主动脉瓣 _____

_____

窦房结 _____

_____

动脉圆锥 _____

_____

7. 填图:心的结构

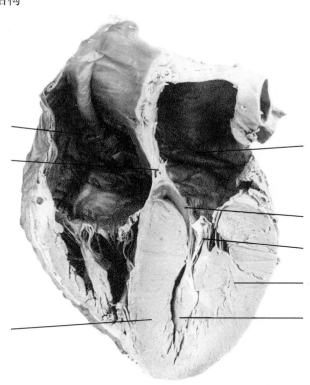

（宣爱国）

第二节 动 脉

一、概 述

动脉是运送血液离开心的血管,由心室发出后,反复分支,可分为大、中、小动脉,最后移行为毛细血管。动脉管壁较厚,平滑肌较发达,能承受较大的压力。动脉具有舒缩性和弹性,随心脏的收缩、血压的高低而搏动。动脉通过改变管腔的大小,从而影响局部血流量和血液阻力,维持和调节血压。

通过实验观察,查明全身各主要动脉及其分支的行程及分布情况,理解这些结构与功能的关系。

二、实验目的与要求

1. 查看肺循环和体循环的途径。
2. 观察肺动脉干及其分支的位置。
3. 观察动脉韧带的位置。
4. 观察主动脉的分段和其重要分支。
5. 观察颈总动脉、颈内动脉、颈外动脉、面动脉、颞浅动脉起始、走行及分布范围。
6. 观察锁骨下动脉、腋动脉、肱动脉、尺动脉、桡动脉、股动脉、腘动脉、胫前动脉、胫后动脉、足背动脉的起始和走行位置。
7. 观察腹腔干3大分支、肠系膜上、下动脉及肾动脉的名称和分布范围,髂总动脉、髂外动脉走行位置、髂内动脉的起始和分布范围。
8. 观察甲状腺上、下动脉、上颌动脉和脑膜中动脉、椎动脉和胸廓内动脉、直肠上动脉、阴部内动脉起始和分布范围。
9. 观察上、下肢动脉分布范围和腹腔干3大分支后的各级分支及肠系膜上、下动脉分支的名称。

三、实 验 内 容

(一)标本及教具

1. 标本

(1)连肺动脉离体心和离体肺与纵隔标本。

(2)示全身动脉标本(完整尸体和上、下肢离体标本)。

(3)头颈部及盆部血管的示教标本,掌浅、深弓示教标本。

2. 模型 心模型。

(二)实验过程

1. 肺循环的动脉 肺动脉:在打开胸前壁的完整尸体标本和离体心标本上观察,肺动脉以一短干起自右心室,称肺动脉干,它沿主动脉前方上升,至主动脉弓下方分为左、右肺动脉,分别经左、右肺门入肺。在肺动脉分叉处,其与主动脉弓下缘之间,有一短纤维索相连,称动脉韧带。是胚胎时期动脉导管闭锁后的遗迹。

2. 体循环的动脉

（1）主动脉：在已打开胸、腹前壁的完整尸体标本上观察，主动脉由左心室发出后，上升不远即弯向左后方至脊柱的左侧下行，经膈的主动脉裂孔入腹腔，达第4腰椎水平分为左、右髂总动脉。

1）升主动脉：配合离体心脏标本观察。升主动脉起自左心室主动脉口，向右前上方斜行达右侧第2胸肋关节处，移行为主动脉弓。左、右冠状动脉发自升主动脉根部。

2）主动脉弓：是升主动脉的延续，弓形弯向左后方，至第4胸椎水平，移行为降主动脉。在主动脉弓的凸侧，发出营养头、颈和上肢的血管，从右至左依次为头臂干、左颈总动脉和左锁骨下动脉。头臂干在右胸锁关节后面，亦分为右颈总动脉和右锁骨下动脉。

3）降主动脉：是主动脉弓的延续，以主动脉裂孔为界，又分为胸主动脉和腹主动脉。

（2）头颈部的动脉

1）颈总动脉：左、右各一，右侧起自头臂干，左侧起自主动脉弓，两者都经胸廓上口入颈部，至甲状软骨上缘处分为颈内动脉和颈外动脉。

在颈总动脉分叉处有两个重要结构，即颈动脉窦和颈动脉小球。颈动脉窦为颈内动脉起始部膨大部分。颈动脉小球位于颈内、外动脉分叉处后方，为红褐色麦粒大小椭圆结构。

2）颈外动脉：由颈总动脉发出后，经胸锁乳突肌深面上行，至颞下颌关节附近，分为颞浅动脉和上颌动脉两个终支。颈外动脉分布于颈部、头面部和硬脑膜等，其主要分支有：①甲状腺上动脉：自颈外动脉起始部前面发出，向前下方至甲状腺上端，分支营养甲状腺及喉。②面动脉：起自颈外动脉，通过下颌下腺的深面，在咬肌前缘绕下颌骨下缘达面部，再经口角和鼻翼外侧迂曲向上，至眼内眦，改名为内眦动脉。③颞浅动脉：为颈外动脉终支之一，在耳屏前方上升，越过颧弓根至颞部，分支营养腮腺、眼轮匝肌、额肌和头顶颞部的浅层结构。④上颌动脉：是颈外动脉另一个终支，在下颌颈部起自颈外动脉。向前行达上颌骨后面，沿途分布于下颌牙齿、咀嚼肌、鼻腔、腭扁桃体等。其中还分出一个支到颅内，称脑膜中动脉，它自棘孔入颅，分布于硬脑膜。

3）颈内动脉：由颈总动脉发出后，向上经颅底颈内动脉管入颅腔，分支营养脑和视器（见"神经系统"部分）。

4）锁骨下动脉：左侧起自主动脉弓，右侧起自头臂干。左、右锁骨下动脉都贴肺尖的内侧绕胸膜顶，出胸廓上口，在锁骨下方越过第1肋，进入腋窝，改名为腋动脉。其主要分支如下。①椎动脉：为锁骨下动脉最内侧一个较粗的分支，向上穿第6至第1颈椎横突孔，经枕骨大孔入颅，营养脑和脊髓（见"神经系统"）。②胸廓内动脉：起自锁骨下动脉的下面，与椎动脉的起始处相对，在第1~7肋软骨后面下行，其终支进入腹直肌鞘内，改名为腹壁上动脉，沿途分支至肋间肌、乳房、心包、膈和腹直肌。③甲状颈干：短而粗，起自锁骨下动脉。其主要分支有甲状腺下动脉。横过颈总动脉的后面，至甲状腺下端的后方，分数支进入腺体。

（3）上肢的动脉

1）腋动脉：在第1肋外缘续于锁骨下动脉，经腋窝至背阔肌下缘改名为肱动脉。腋动脉内侧有腋静脉伴行，周围有臂丛包绕。腋动脉主要分支分布于胸肌、背阔肌和乳房等处。

2）肱动脉：是腋动脉的直接延续，沿肱二头肌内侧沟与正中神经伴行，向下至肘窝深部，平桡骨颈处分为桡动脉和尺动脉。

3）桡动脉：为肱动脉终支之一，经肱桡肌与旋前圆肌之间，继在肱桡肌与桡侧腕屈肌之间下行至桡腕关节处绕到手背,然后穿第 1 掌骨间隙至手掌深面,与尺动脉的掌深支吻合,构成掌深弓。

4) 尺动脉:斜越肘窝,在尺侧腕屈肌和指浅屈肌间下行,至桡腕关节处,经豌豆骨的外侧入手掌,其终支与桡动脉的掌浅支吻合形成掌浅弓。

5) 掌浅弓与掌深弓:利用掌浅、深弓标本示教。① 掌浅弓:位于掌腱膜深面,指屈肌腱的浅面,由尺动脉的终支和桡动脉的掌浅支构成。自掌浅弓向前发出 4 个分支,内侧支供应小指尺侧缘,其余 3 个为指掌侧总动脉。在掌指关节处又各分为 2 支指掌侧固有动脉,供应 2~5 指的相对面。② 掌深弓:位于指屈肌腱的深面,由桡动脉的终支和尺动脉的掌深支构成,血液主要来自桡动脉。掌深弓很细,由它发出 3 个分支为掌心动脉,向远侧至掌骨头附近注入掌浅弓的各个分支。

3. 胸部的动脉　在打开胸前壁的完整尸体标本上观察,胸主动脉位于脊柱的左前方,上平第 4 胸椎高度续于主动脉弓,向下斜行至脊柱前面,在第 8、9 胸椎水平同食管交叉(在食管之后),向下平第 12 胸椎处穿膈的主动脉裂孔,进入腹腔,延续为腹主动脉。胸主动脉的主要分支有壁支和脏支。

(1) 壁支:主要为肋间后动脉,共 9 对,走在第 3~11 肋间隙中,位于相应肋骨的肋沟内,还有 1 对肋下动脉沿第 12 肋下缘走行,壁支主要分布到胸、腹壁的肌和皮肤。

(2) 脏支:细小,主要有支气管动脉、心包动脉和食管动脉,营养同名器官。

4. 腹盆部的动脉

腹主动脉:先在腹腔深层标本上观察,可见腹主动脉在脊柱的左前方下行,约在第 4 腰椎高度分为左、右髂总动脉。腹主动脉分支有脏支和壁支,可见主动脉腹部壁支主要为 4 对腰动脉。主要观察脏支。

1) 腹腔干:短而粗,自腹主动脉起始部发出,立即分为胃左动脉、肝总动脉和脾动脉 3 支,主要营养胃、肝、胆囊、胰、十二指肠和食管腹段等处。胃左动脉向左上行至胃的贲门处再沿胃小弯向右下行,与胃右动脉吻合。肝总动脉向右行,分为肝固有动脉和胃十二指肠动脉。脾动脉,轻轻把胃向上翻起,可见脾动脉沿胰的上缘向左行至脾门。

2) 肠系膜上动脉:约平第 1 腰椎水平起自腹主动脉,经胰和十二指肠之间进入小肠系膜根内,分支分布于十二指肠以下至结肠左曲之间的肠管。

3) 肠系膜下动脉:约平第 3 腰椎处起自腹主动脉,向左下方行走,分支分布于横结肠左曲以下至直肠上 2/3 的肠管。其重要分支有直肠上动脉。

4) 肾动脉:为一对粗大动脉,平第 2 腰椎处发自腹主动脉,水平横向外侧,经肾门入肾。

5) 睾丸动脉(示教)。

6) 肾上腺中动脉(示教)。

5. 盆部的动脉

(1) 髂总动脉:腹主动脉平对第 4 腰椎处分为左、右髂总动脉。髂总动脉向外侧行至骶髂关节处又分为髂内动脉和髂外动脉。

(2) 髂内动脉:是一短干,向下进入盆腔,分支分布于盆内脏器及盆壁。示教下列动脉:直肠下动脉、子宫动脉、阴部内动脉。

(3) 髂外动脉:输送血液至下肢的主干,沿腰大肌内侧缘下降,经腹股沟韧带深面至股部,移行为股动脉。髂外动脉在腹股沟韧带上方发出腹壁下动脉,行向上内至腹直肌鞘。

6. 下肢的动脉

（1）股动脉：在腹股沟韧带中点深面续髂外动脉，向下穿大收肌腱达腘窝，改名为腘动脉。在股三角内，股动脉居中，其内侧有股静脉，外侧有股神经。股动脉较大的分支为股深动脉。它行向后内下方，分支营养大腿诸肌。

（2）腘动脉：位于腘窝深部，为股动脉延续，向下至腘窝下角处分胫前动脉和胫后动脉。

（3）胫后动脉：是腘动脉终支之一，行于小腿后群肌深、浅两层之间，向下经内踝与跟腱之间达足底，分为足底内侧动脉和足底外侧动脉。胫后动脉分布于小腿后群肌、外侧群肌和足底肌。

（4）足背动脉：发出后向前穿小腿骨间膜至小腿前群肌之间下行，经踝关节前方移行为足背动脉。

〖练 习 题〗

1. 从右心房注射药物经何途径到达肝脏？（用箭头表示）

2. 试述腹主动脉的不成对脏支及其分支有哪些？

3. 供应胃的动脉有哪些？这些动脉的上一级是何动脉？

4. 全身有哪些动脉在体表可触摸到其搏动？如何确定各自的触摸部位？

5. 名词解释

动脉 _____

动脉韧带　_____

颈动脉窦　_____

掌浅弓　_____

6. 填图：腹部的动脉

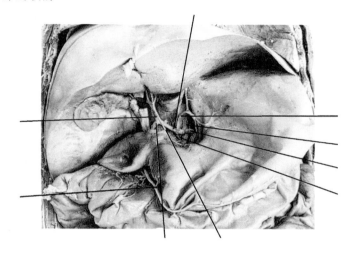

（宣爱国）

第三节　静　　脉

一、概　　述

　　静脉是运送血液回心的血管，起始于毛细血管，止于心房。在结构和配布方面，静脉有下列特点：①静脉瓣：成对，半月形，游离缘朝向心。静脉瓣有保证血液向心流动和防止血液逆流的作用。凡受重力影响较大、血液回流阻力较大的部位，静脉瓣就较多，下肢的静脉瓣最多。②体循环静脉分浅、深两类。浅静脉位于皮下浅筋膜内，又称皮下静脉。浅静脉不与动脉伴行，最后注入深静脉。临床上常经浅静脉注射、输液、输血、取血和插入导管等。深静脉位于深筋膜深面或体腔内，与动脉伴行，又称伴行静脉。深静脉的名称和行程与伴行动脉相同，引流范围与伴行动脉的分布范围大体一致。③静脉的吻合比较丰富。浅静脉常吻合成静脉网，深静脉常在脏器周围吻合成静脉丛，如膀胱静脉丛、直肠静脉丛等。在器官扩张或受压的情况下，静脉丛仍能保证血流通畅。浅静脉之间、深静脉之间和浅、深静脉之间，都存在丰富的交通支，这有利于侧支循环的建立。④结构特殊的静脉包括硬脑膜窦和板障静脉。硬脑膜窦位于颅内，无平滑肌、无瓣膜，故外伤时出血难止。板障静脉位于板障内，壁薄无瓣膜，借导血管连接头皮静脉和硬脑膜窦。

　　全身的静脉分为肺循环的静脉和体循环的静脉。

　　通过实验观察，查明全身各主要静脉及其属支的行程及分布情况，理解这些结构与功能的关系。

二、实验目的与要求

1. 熟悉静脉结构、配布特点和特殊的静脉。
2. 观察上、下腔静脉的组成及其主要属支。
3. 观察肝门静脉系组成、结构特点与主要属支，了解其与上、下腔静脉系吻合途径。

三、实 验 内 容

（一）标本及教具

1. 标本

（1）打开胸腹前壁后的心肺原位标本（观察肺静脉、上腔静脉及其属支、下腔静脉及其属支）。

（2）游离心脏、肺的标本（观察左右两对肺静脉）。

（3）胸、头颈、上肢标本（观察上腔静脉及其属支、颈内静脉、锁骨下静脉、颈外静脉、面静脉、下颌后静脉、头静脉、贵要静脉、前臂正中静脉、肘正中静脉和手背静脉网、奇静脉、半奇静脉和副半奇静脉）。

（4）头颈部标本（观察面静脉、下颌后静脉、颈外静脉、颈内静脉、锁骨下静脉）。

（5）上肢浅静脉标本（观察头静脉、贵要静脉、前臂正中静脉、肘正中静脉和手背静脉网）。

（6）上肢深静脉标本（观察桡静脉、尺静脉、肱静脉、腋静脉）。

（7）腹盆会阴下肢（去掉腹盆部脏器后）标本（观察下腔静脉及其属支、肝静脉、肾静脉、睾丸静脉、膈下静脉、腰静脉、髂总静脉、髂内静脉、髂外静脉、闭孔静脉、臀上静脉、臀下静脉、股静脉、大隐静脉、小隐静脉）。

（8）腹壁、下肢浅静脉标本（观察足背静脉网、小隐静脉、大隐静脉、腹壁浅静脉、旋髂浅静脉、阴部外静脉、股外侧浅静脉、股内侧浅静脉）。

（9）下肢深静脉标本（观察胫前静脉、胫后静脉、腘静脉、股静脉）。

（10）腹盆部（含腹盆部脏器）标本（观察肝门静脉及其属支）。

（11）游离肝标本（观察肝静脉、肝门静脉）。

2. 模型　头颈部静脉、上肢浅静脉、下肢浅静脉、胸腹壁浅静脉、游离肝。

（二）实验过程

1. 肺循环的静脉　在心肺原位标本和游离的心、肺的标本查看左右两对肺静脉在肺门处开口于左心房的两端。

2. 体循环的静脉　在游离心脏标本的右侧,右心房的上端有上腔静脉的入口,右心房的下端有下腔静脉和冠状窦的开口,体循环的静脉包括上腔静脉系、下腔静脉系(含肝门静脉系)和心静脉系(详见心的血管)。

（1）上腔静脉系:上腔静脉系由上腔静脉及其属支组成,收集头颈部、上肢和胸部(心和肺除外)等上半身的静脉血。

1）头颈部静脉:在头面部的标本上可见浅静脉和深静脉。浅静脉包括①面静脉:与面动脉伴行。②颞浅静脉:与颞浅动脉伴行。③颈外静脉:由下颌后静脉的后支与耳后静脉和枕静脉在下颌角处汇合而成,沿胸锁乳突肌表面下行,在锁骨上方穿深筋膜,注入锁骨下静脉或静脉角。④颈前静脉:沿颈前正中线两侧下行,注入颈外静脉末端或锁骨下静脉。深静脉包括①颅内静脉:于颈静脉孔处续于乙状窦,在颈动脉鞘内沿颈内动脉和颈总动脉外侧下行,至胸锁关节后方与锁骨下静脉汇合成头臂静脉。②锁骨下静脉:在第1肋外侧续于腋静脉,向内行于腋动脉的前下方,至胸锁关节后方与颈内静脉汇合成头臂静脉。两静脉汇合部称静脉角,是淋巴导管的注入部位。

2)上肢静脉

上肢浅静脉:在上肢浅静脉的标本可见。包括①头静脉:起自手背静脉网的桡侧,沿前臂下部的桡侧、前臂上部和肘部的前面以及肱二头肌外侧沟上行,再经三角肌与胸大肌间沟行至锁骨下窝,穿深筋膜注入腋静脉或锁骨下静脉。②贵要静脉:起自手背静脉网的尺侧,沿前臂尺侧上行,于肘部转至前面,在肘窝处接受肘正中静脉,再经肱二头肌内侧沟行至臂中点平面,穿深筋膜注入肱静脉,或伴肱静脉上行,注入腋静脉。③肘正中静脉:变异较多,通常在肘窝处连接头静脉。④前臂正中静脉:起自手掌静脉丛,沿前臂前面上行,注入肘正中静脉。前臂正中静脉有时分叉,分别注入头静脉和贵要静脉,因而不存在肘正中静脉。临床上常用手背静脉网、前臂和肘部前面的浅静脉取血、输液和注射药物。

上肢深静脉:在上肢深静脉标本上可见上肢深静脉与同名动脉伴行,且多为两条。

3)胸部静脉:在打开胸前壁后的心肺原位标本上可见胸部静脉主要有头臂静脉、上腔静脉、奇静脉及其属支。①头臂静脉:由颈内静脉和锁骨下静脉在胸锁关节后方汇合而成。左头臂静脉比右头臂静脉长,向右下越过左锁骨下动脉、左颈总动脉和头臂干的前面,至右侧第1胸肋结合处后方与右头臂静脉汇合成上腔静脉。头臂静脉还接受椎静脉、胸廓内静脉、肋间最上静脉和甲状腺下静脉等。②上腔静脉:由左、右头臂静脉汇合而成。沿升主动脉右侧下行,至右侧第2胸肋关节后方穿纤维心包,平第3胸肋关节下缘注入右心房。在穿纤维心包之前,有奇静脉注入。③奇静脉:在右膈脚处起自右腰升静脉,沿食管后方和胸主动脉右侧上行,至第4胸椎体高度向前勾绕右肺根上方,注入上腔静脉。奇静脉沿途收集右侧肋间后静脉、食管静脉、支气管静脉和半奇静脉的血液。半奇静脉在左膈脚处起自左腰升静脉,沿胸椎体左侧上行,约达第8胸椎体高度经胸主动脉和食管后方向右跨越脊柱,注入奇静脉。半奇静脉收集左侧下部肋间后静脉、食管静脉和副半奇静脉的血液。副半奇静脉沿胸椎体左侧下行,注入半奇静脉或向右跨过脊柱前面注入奇静脉。

(2)下腔静脉系:由下腔静脉及其属支组成,主要收集腹部、盆部和下肢的静脉血。

1)下肢静脉:下肢静脉比上肢静脉瓣膜多,浅静脉与深静脉之间的交通丰富。

下肢浅静脉:在下肢浅静脉的标本、模型均可见。①小隐静脉及其属支:在足外侧缘起自足背静脉弓,经外踝后方,沿小腿后面上行,至腘窝下角处穿深筋膜,再经腓肠肌两头之间上行,注入腘静脉。②大隐静脉及其属支:是全身最长的静脉。在足内侧缘起自足背静脉弓,经内踝前方,沿小腿内面、膝关节内后方、大腿内侧面上行,至耻骨结节外下方3~4cm处穿阔筋膜的隐静脉裂孔,注入股静脉。大隐静脉在注入股静脉之前接受股内侧浅静脉、股外侧浅静脉、阴部外静脉、腹壁浅静脉和旋髂浅静脉等5条属支。大隐静脉收集足、小腿和大腿的内侧部以及大腿前部浅层结构的静脉血。大隐静脉在内踝前方的位置表浅而恒定,是输液和注射的常用部位。思考有些人为什么容易引起大隐静脉曲张?出现大隐静脉曲张后应如何治疗?

下肢深静脉:在下肢深静脉标本可见足和小腿深静脉与同名动脉伴行,均为两条。股静脉伴股动脉上行,经腹股沟韧带后方续为髂外静脉。股静脉接受大隐静脉和与股动脉分支伴行的静脉。股静脉在腹股沟韧带稍下方位于股动脉内侧,临床上常在此处作静脉穿刺插管。

2）盆部静脉:盆部静脉主要有髂外静脉、髂内静脉及髂总静脉。在盆部静脉标本、模型可见。①髂外静脉:是股静脉的直接延续。左髂外静脉沿髂外动脉的内侧上行,右侧髂外静脉先沿髂外动脉的内侧,后沿动脉的后方上行,至骶髂关节前方与髂内静脉汇合成髂总静脉。髂外静脉接受腹壁下静脉和旋髂深静脉。②髂内静脉:沿髂内动脉后内侧上行,与髂外静脉汇合成髂总静脉。髂内静脉属支与同名动脉伴行。盆内脏器的静脉在器官壁内或表面形成丰富的静脉丛,男性有膀胱静脉丛和直肠静脉丛,女性除有这些静脉丛外,还有子宫静脉丛和阴道静脉丛。这些静脉丛在盆腔器官扩张或受压迫时有助于血液回流。③髂总静脉:由髂外静脉和髂内静脉汇合而成。双侧髂总静脉伴髂总动脉上行至第5腰椎体右侧汇合成下腔静脉。左髂总静脉长而倾斜,先沿髂总动脉内侧,后沿左髂总动脉后方上行。右髂总静脉短而垂直,先行于动脉后方,后行于动脉外侧。髂总静脉接受髂腰静脉和骶外侧静脉,左髂总静脉还接受骶正中静脉。

3）腹部静脉:腹部静脉主要有下腔静脉和肝门静脉及其属支。

在打开胸腹壁,摘除腹腔脏器的标本可见:下腔静脉由左、右髂总静脉在第4～5腰椎体右前方汇合而成,沿腹主动脉右侧和脊柱右前方上行,经肝的腔静脉沟,穿膈的腔静脉裂孔进入胸腔,再穿纤维心包注入右心房。下腔静脉属支分壁支和脏支两种,多数与同名动脉伴行。①壁支:在去除右侧腰大肌的标本可见:腰静脉及各腰静脉之间的纵支连成腰升静脉。左、右腰升静脉向上分别续为半奇静脉和奇静脉,向下与髂总静脉和髂腰静脉交通。在膈肌下方可见膈下静脉。②脏支:睾丸(卵巢)静脉沿腰大肌表面上升,左侧以直角汇入左肾静脉,右侧以锐角注入下腔静脉。肾静脉在肾门处合为一干,经肾动脉前面向内行,注入下腔静脉,左肾静脉比右肾静脉长,跨越腹主动脉前面,左肾静脉接受左睾丸静脉和左肾上腺静脉。肝静脉在游离肝标本的脏面可见肝左静脉、肝中静脉和肝右静脉在腔静脉沟处注入下腔静脉。③肝门静脉系:由肝门静脉及其属支组成,收集腹盆部消化道(包括食管腹段,但齿状线以下肛管除外)、脾、胰和胆囊的静脉血。起始端和末端与毛细血管相连,无瓣膜。

在打开胸腹壁,含腹腔脏器的标本可见:肝门静脉多由肠系膜上静脉和脾静脉在胰颈后面汇合而成,经胰颈和下腔静脉之间上行进入肝十二指肠韧带,在肝固有动脉和胆总管的后方上行至肝门,分为两支,分别进入肝左叶和肝右叶。肝门静脉的属支包括肠系膜上静脉、脾静脉、肠系膜下静脉、胃左静脉、胃右静脉、胆囊静脉和附脐静脉等,多与同名动脉伴行。胃左静脉在贲门处与奇静脉和半奇静脉的属支吻合;胃右静脉接受幽门前静脉,幽门前静脉经幽门与十二指肠交界处前面上行,是手术中区别幽门和十二指肠上部的标志;附脐静脉起自脐周静脉网,沿肝圆韧带上行至肝下面注入肝门静脉;胆囊静脉注入肝门静脉主干或肝门静脉右支。理解食物为什么要经过肝脏解毒后才能被身体直接吸收利用?

肝门静脉系与上、下腔静脉系之间的交通途径:①通过食管腹段黏膜下的食管静脉丛形成肝门静脉系的胃左静脉与上腔静脉系的奇静脉和半奇静脉之间的交通。②通过直肠静脉丛形成肝门静脉系的直肠上静脉与下腔静脉系的直肠下静脉和肛静脉之间的交通。③通过脐周静脉网形成肝门静脉系的附脐静脉与上腔静脉系的胸腹壁静脉和腹壁上静脉或与下腔静脉系的腹壁浅静脉和腹壁下静脉之间的交通。④通过椎内、外静脉丛形成腹后壁前面的肝门静脉系的小静脉与上、下腔静脉系的肋间后静脉和腰静脉之间的交通。此外,肝门静脉系在肝裸区、胰、十二指肠、升结肠和降结肠等处的小静脉与上、下腔静脉系的膈下静脉、肋间后静脉、肾静脉和腰静脉等交通。

在正常情况下,肝门静脉系与上、下腔静脉系之间的交通支细小,血流量少。肝硬化、肝肿瘤、肝门处淋巴结肿大或胰头肿瘤等可压迫肝门静脉,导致肝门静脉回流受阻,此时肝门静脉系的血液经上述交通途径形成侧支循环,通过上、下腔静脉系回流。由于血流量增多,交通支变得粗大和弯曲,出现静脉曲张,如食管静脉丛、直肠静脉丛和脐周静脉丛曲张。理解为什么肝硬化晚期的患者可出现呕血、便血、脐周静脉曲张? 甚至出现脾肿大和腹水?

〖练　习　题〗

1. 上腔静脉是怎样合成的? 它收集的范围如何?

2. 上肢主要浅静脉的名称是什么? 分别注入什么部位?

3. 试述半奇静脉的起始,行程及注入部位。

4. 试述奇静脉的起始,行程,注入部位及其收集范围。

5. 试述大隐静脉的起始,行程,注入部位及其主要属支。

6. 试述小隐静脉的起止及其收集范围如何？

7. 试述下腔静脉的合成及其属支。

8. 左、右肾静脉有哪些不同点？

9. 肝门静脉是怎样合成的？其结构有何特点？其属支主要有哪些？

10. 试述门静脉与腔静脉吻合的部位。

11. 直肠静脉的回流如何？

12. 某人口服黄色药物后不久排出黄色尿液,该黄色药物口服后依次通过哪些解剖途径?

13. 臀大肌注射药物治疗胆囊炎患者,请问药物经哪些途径到达胆囊?

14. 肘正中静脉注射药物治疗阑尾炎,试述药物经哪些途径到达阑尾?

15. 名词解释
静脉瓣_____

静脉角_____

16. 填图:上腔静脉系的组成

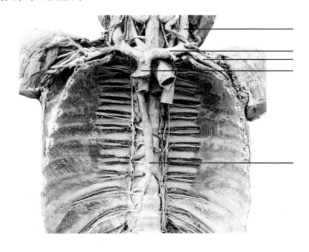

（罗秀梅）

第二章 淋 巴 系 统

一、概　述

　　淋巴系统由淋巴管道、淋巴组织和淋巴器官组成。淋巴管道和淋巴结的淋巴窦内含有淋巴液,简称淋巴。自小肠绒毛中的中央乳糜池至胸导管的淋巴管道中的淋巴因含乳糜微粒呈白色,其他部位的淋巴管道中的淋巴无色透明。血液流经毛细血管动脉端时,一些成分经毛细血管壁进入组织间隙,形成组织液。组织液与细胞进行物质交换后,大部分经毛细血管静脉端吸收入静脉,小部分水分和大分子物质进入毛细淋巴管,形成淋巴液。淋巴液沿淋巴管道和淋巴结的淋巴窦向心流动,最后流入静脉。因此,淋巴系统是心血管系统的辅助系统,协助静脉引流组织液。此外,淋巴器官和淋巴组织具有产生淋巴细胞、过滤淋巴液和进行免疫应答的功能。

　　通过实验观察,查明全身各主要淋巴管道的行程及分布情况和淋巴器官的位置、形态,理解这些结构与功能的关系。

二、实验目的与要求

　　1. 观察淋巴系统的组成,熟悉局部淋巴结的概念。

　　2. 观察胸导管和右淋巴导管的行程和收集范围,了解人体各部的淋巴引流。

三、实 验 内 容

(一) 标本及教具

1. 标本

(1) 头颈部标本(观察颌下淋巴结)。

(2) 头颈、胸后壁标本(观察左、右静脉角,胸导管及其注入部位)。

(3) 胸腔器官原位标本(观察胸腺)。

(4) 腹腔器官原位标本标本(观察脾脏、肠系膜上的淋巴结)。

2. 模型　全身浅淋巴结及淋巴管模型、胸腹后壁示胸导管模型、脾的模型。

(二) 实验过程

1. 淋巴管道

(1) 毛细淋巴管:毛细淋巴管以膨大的盲端起始,互相吻合成毛细淋巴管网,然后汇入淋巴管。毛细淋巴管由很薄的内皮细胞构成,内皮细胞之间的间隙较大,无基膜和周细胞。内皮细胞外面有纤维细丝牵拉,使毛细淋巴管处于扩张状态。因此,毛细淋巴管的通透性较大,蛋白质、细胞碎片、异物、细菌和肿瘤细胞等容易进入毛细淋巴管。上皮、角膜、晶状体、软骨、脑和脊髓等处无毛细淋巴管。

(2) 淋巴管:由毛细淋巴管吻合而成,管壁结构与静脉相似。淋巴管内有很多瓣膜,具有防止淋巴液逆流的功能。由于相邻两对瓣膜之间的淋巴管段扩张明显,淋巴管外观呈串珠状或藕节状。淋巴管分浅淋巴管和深淋巴管两类。浅淋巴管位于浅筋膜内,与浅静脉伴行。深淋巴管位于深筋膜深面,多与血管神经伴行。浅、深淋巴管之间存在丰富的交通。

（3）淋巴干：淋巴管注入淋巴结，由淋巴结发出的淋巴管在膈下和颈根部汇合成淋巴干。淋巴干包括成对的腰干、支气管纵隔干、锁骨下干、颈干和单条肠干，共9条。

（4）淋巴导管：9条淋巴干汇合成两条淋巴导管，即胸导管和右淋巴导管，分别注入左、右静脉角。胸导管是全身最大的淋巴管，平第12胸椎下缘高度起自乳糜池，经主动脉裂孔进入胸腔。沿脊柱右前方和胸主动脉与奇静脉之间上行，至第5胸椎高度经食管与脊柱之间向左侧斜行，然后沿脊柱左前方上行，经胸廓上口至颈部，在左颈总动脉和左颈内静脉的后方转向前内下方，注入左静脉角。胸导管末端有一对瓣膜，阻止静脉血逆流入胸导管。在标本上，胸导管末段常含有血液，外观似静脉。乳糜池位于第1腰椎前方，呈囊状膨大，接受左、右腰干和肠干。胸导管在注入左静脉角处接受左颈干、左锁骨下干和左支气管纵隔干。胸导管引流下肢、盆部、腹部、左上肢、左胸部和左头颈部的淋巴，即全身3/4部位的淋巴。胸导管与肋间淋巴结、纵隔后淋巴结、气管支气管淋巴结和左锁骨上淋巴结之间存在广泛的淋巴侧支通路。胸导管内的肿瘤细胞可转移至这些淋巴结。胸导管常发出较细的侧支注入奇静脉和肋间后静脉等，故手术损伤后结扎胸导管末段时，一般不会引起严重淋巴水肿。右淋巴导管长1~1.5cm，由右颈干、右锁骨下干和右支气管纵隔干汇合而成，注入右静脉角。右淋巴导管引流右上肢、右胸部和右头颈部的淋巴，即全身1/4部位的淋巴。右淋巴导管与胸导管之间存在着交通。

此外，少数淋巴管注入盆腔静脉、肾静脉、肾上腺静脉和下腔静脉。

2. 淋巴组织 为弥散淋巴组织和淋巴小结两类。除淋巴器官外，消化、呼吸、泌尿和生殖管道以及皮肤等处含有丰富的淋巴组织，起着防御屏障的作用。

3. 淋巴器官 包括淋巴结、胸腺、脾和扁桃体。

（1）淋巴结：为大小不一的圆形或椭圆形灰红色小体，一侧隆凸，另一侧凹陷，凹陷中央处为淋巴结门。与淋巴结凸侧相连的淋巴管称输入淋巴管，数目较多。淋巴结门有神经和血管出入，出淋巴结门的淋巴管称输出淋巴管。一个淋巴结的输出淋巴管可成为另一个淋巴结的输入淋巴管。淋巴结多成群分布，数目不恒定，青年人约有淋巴结400~450个。淋巴结按位置不同分为浅淋巴结和深淋巴结。浅淋巴结位于浅筋膜内，深淋巴结位于深筋膜深面。淋巴结多沿血管排列，位于关节屈侧和体腔的隐藏部位，如肘窝、腋窝、腘窝、腹股沟、脏器门和体腔大血管附近。淋巴结的主要功能是过滤淋巴、产生淋巴细胞和进行免疫应答。淋巴结内的淋巴窦是淋巴管道的一个组成部分，故淋巴结对于淋巴引流起着重要作用。

引流某一器官或部位淋巴的第一级淋巴结称局部淋巴结，临床通常称哨位淋巴结。当某器官或部位发生病变时，细菌、毒素、寄生虫或肿瘤细胞可沿淋巴管进入相应的局部淋巴结，该淋巴结阻截和清除这些细菌、毒素、寄生虫或肿瘤细胞，从而阻止病变的扩散。此时，淋巴结发生细胞增殖等病理变化，致淋巴结肿大。如果局部淋巴结不能阻止病变的扩散，病变可沿淋巴管道向远处蔓延。因此，局部淋巴结肿大常反映其引流范围存在病变。了解淋巴结的位置、淋巴引流范围和淋巴引流途径，对于病变的诊断和治疗具有重要意义。甲状腺、食管和肝的部分淋巴管可不经过淋巴结，直接注入胸导管，这可引起肿瘤细胞更容易迅速向远处转移。

（2）胸腺:是中枢淋巴器官,具有培育、选择和向周围淋巴器官(淋巴结、脾和扁桃体)和淋巴组织(淋巴小结)输送 T 淋巴细胞。胸腺还有内分泌功能。

（3）脾:是人体最大的淋巴器官,具有储血、造血、清除衰老红细胞和进行免疫应答的功能。脾位于左季肋部,胃底与肋膈隐窝之间,第 9~11 肋的深面,长轴与第 10 肋一致。正常时在左肋弓下触不到脾。脾的位置可随呼吸和体位不同而变化,站立比平卧时低 2.5cm。脾呈暗红色,质软而脆。脾可分为膈、脏两面,前、后两端和上、下两缘。膈面光滑隆凸,对向膈。脏面凹陷,中央处有脾门,是血管、神经和淋巴管出入之处。在脏面,脾与胃底、左肾、左肾上腺、胰尾和结肠左曲相毗邻。前端较宽,朝向前外方,达腋中线。后端钝圆,朝向后内方,距离正中线 4~5cm。上缘较锐,朝向前上方,前部有 2~3 个脾切迹。脾大时,脾切迹是触诊脾的标志。下缘较钝,朝向后下方。在脾的附近,特别在胃脾韧带和大网膜中存在副脾,出现率为 10%~40%。副脾的位置、大小和数目不定。因脾功能亢进而作脾切除术时,应同时切除副脾。

〖练 习 题〗

1. 淋巴系统的组成有哪些?

2. 试述淋巴液是如何形成的?

3. 试述胸导管的行程、属支及其注入部位。

4. 名词解释

局部淋巴结＿＿＿＿＿＿＿＿＿＿＿＿＿＿＿＿＿＿＿＿＿＿＿＿＿＿＿

5. 填图:脾外面观

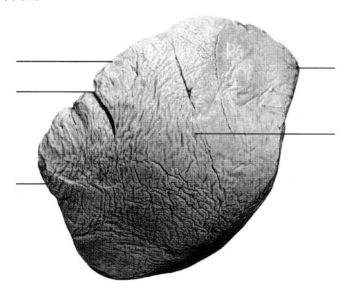

（罗秀梅）

第四篇 感 觉 器 官

第一章 视 器

一、概 述

眼,也称为视器,包括眼球和眼副器两部分。眼球是视器的主要部分,由眼球壁及其内的眼内容物组成。外膜(角膜和巩膜)、中膜(虹膜、睫状体和脉络膜)和内膜(视网膜)围成近似于球形的眼球壁,在其内容纳有房水、晶状体和玻璃体等三种眼内容物。眼副器包括眼睑、结膜、泪器、眼外肌、眶筋膜和眶脂体,以及眼的血管和神经等。

眼球能接受外来光线的刺激,转化成视觉信息,通过视觉传导至大脑的视觉中枢,形成视觉并参与视反射。眼副器对眼球起保护、支持和运动作用。

通过实验观察,查明视器组成结构的位置、形态,理解这些结构与功能的关系。

二、实验目的与要求

1. 描绘眼眶长轴、眼轴和视轴,理解三者的关系。
2. 观察视器的组成。
3. 观察眼球壁的构成,理解其结构特点和功能。
4. 观察晶状体、睫状突、睫状体、睫状小带,理解晶状体与睫状体的关系。
5. 观察虹膜、瞳孔、角膜、巩膜静脉窦、眼球前房、眼球后房、玻璃体、视网膜、视神经盘、脉络膜和虹膜。
6. 查看屈光装置的组成和房水循环途径,理解晶状体调节在屈光作用中的重要地位。
7. 观察活体眼睑的形态及内眦、外眦、泪乳头、泪小点、泪湖、泪阜、球结膜、睑结膜、巩膜、角膜、瞳孔和虹膜。
8. 观察新鲜动物眼球壁及内容物与模型、标本的区别。
9. 观察瞳孔对光反射。
10. 查看眼睑的皮肤、皮下组织、眼轮匝肌、睑板和睑结膜,观察其结构特点。
11. 观察上睑提肌、上直肌、下直肌、内直肌、外直肌、上斜肌、下斜肌的位置及肌束方向。
12. 观察泪腺的位置和形态,泪囊的位置、形态及其与上、下泪小管和鼻泪管的关系。
13. 观察眼眶内眼球、视神经及其周围的眼外肌、血管、神经、筋膜等的配布情况。
14. 查看眼动脉的行程及其发出的视网膜中央动脉、睫状长短动脉。

三、实 验 内 容

(一) 标本及教具

1. 标本

(1) 颅 2 个(示眼眶的长轴)。

(2) 眼外肌 2 个。

（3）眼睑层次 2 个（示皮肤、皮下组织、眼轮匝肌、睑板和睑结膜）。

（4）眼眶 4 个（打开眶上壁和外侧壁，示泪腺、视神经、眼球、眼外肌、总腱环、眼动脉和眼静脉）。

（5）泪器 2 个（示泪道）。

（6）头正中矢状切 1 个（剪断下鼻甲，示鼻泪管的开口）。

（7）新鲜动物眼球 8 个。

2. 模型 眼球放大 6 个（示眼球壁和内容物）、眼眶放大 2 个（示眼外肌）、光线的折射装置 2 个（示光线的折射及投射在视网膜的原理）。

3. 教具 手电筒（检查瞳孔对光反射）4 支，手术刀 8 把。

（二）实验过程

1. 眼球的轴线 在颅标本上，查看骨性眼眶的长轴线，呈"八"形，眼眶尖斜向后内通颅中窝，理解其意义。在眼球模型上观察其形状，似地球，前后径略小于横径；寻找眼球前、后部最突出处（即眼球前、后极）并作标志，于前、后极间作数条连线，取连线中点并连接成一环形线，此即为赤道（中纬线）。经视神经盘将眼球作水平切，在视神经盘的颞（外）侧寻找黄斑及中央凹；将眼球前、后极作一连线即眼轴，瞳孔中央至中央凹的连线是视轴，观察眼眶长轴、眼轴及视轴三者的关系。

2. 眼球壁 在眼球模型上，查看三层膜的层次。从表面观察前部较小的无色透明结构即角膜，后部较大呈乳白色的是巩膜。对照活体观察，通常说的"黑眼珠"即角膜，"白眼珠"即巩膜，注意活体仅能观察到巩膜前面的一部分。理解角膜为什么在活体呈现黑褐色。在眼球水平切模型上，观察角膜与巩膜的交界处即角膜缘，其深面呈点状的巩膜静脉窦，理解其环行的立体形态及临床意义。在眼球水平切模型上，中膜由后向前分脉络膜、睫状体和虹膜三部分。将角膜后方呈圆盘状、冠状位的虹膜取下，观察虹膜的形态、颜色及中间的圆形孔即瞳孔。对照观察活体，在"黑眼珠"的中间有一个更黑的小圆点即瞳孔；瞳孔周边即为虹膜，因种族不同而有差异，中国人呈"黑眼睛"，欧美人可能是"蓝眼睛"、"棕色眼睛"等，理解所谓眼睛的颜色即是虹膜的颜色。仔细观察虹膜模型，瞳孔周边有辐射状的瞳孔开大肌和环形的瞳孔括约肌，理解其作用。用手电筒照射一侧活体眼，可见被检查者双侧瞳孔缩小，即产生瞳孔直接对光反射和间接对光反射，理解瞳孔在控制投射到眼球内光线的量的作用。观察虹膜内面的脉络膜及脉络膜与虹膜之间断面呈三角形的睫状体，睫状体后部较平坦是睫状环；前 1/3 较肥厚，其内表面有 70～80 个向内突出的皱襞即睫状突，理解睫状突在调节晶状体曲度中的作用。查看脉络膜分别与内、外膜结合的紧密程度（与巩膜疏松结合，内面紧贴视网膜色素上皮层），理解脉络膜和睫状体的作用。在眼球水平切模型上，观察视网膜的位置和分部，视部即脉络膜部，盲部包括睫状体部和虹膜部，查看与视神经相连的视神经盘，其颞侧稍下方是黄颜色的黄斑，其内的凹陷即中央凹，理解视神经盘和黄斑的形成和功能。理解视网膜的分层（外层的色素上皮层和内面的神经细胞层）、结合程度及视网膜剥离的形态学基础。

3. 眼球内容物 在眼球水平切模型上，将呈双凸透镜的晶状体取出，观察其曲度，凸度较大者为后面，较小者是前面，理解其在物体成像中的作用、变化及临床意义。观察角膜与晶状体之间的腔隙为眼房，充满房水，其被虹膜分为眼前房和眼后房两部分，二者借瞳孔相通；查看虹膜与角膜间的前房角，理解房水的产生、循环途径及临床意义（由睫状体产生，经眼后房→瞳孔→眼前房→前房角→巩膜静脉窦→睫状前静脉→眼静脉）。将晶状体后面较大的无色透明的玻璃体取出,观察其形状,理解其对视网膜的支撑作用及临床意义。将晶状体、玻璃体放回模型内,观察由角膜、房水、晶状体和玻璃体四者组成的屈光装置及特点（无色透明,没有血管）,并在光线的折射装置上体验其屈光作用,理解物体成像及近视、远视的原理和矫正方法。

4. 动物眼球实验　取新鲜动物眼球,用手术刀经视神经平面由前向后作水平切,注意观察切开角膜时有液体流出即房水;继续向后切,可见胶状的玻璃体流出。将动物眼球壁翻起观察,玻璃体呈胶状,像果冻,与模型上玻璃体的性状相差较大。观察由睫状突连于晶状体的睫状小带;将晶状体取出,触摸其硬度,弹性较好,周围部较软的是晶状体皮质,中央的晶状体核较硬。观察视网膜的颜色及附着情况,部分视网膜已脱落、游离,从而可以理解玻璃体对视网膜的支撑作用,如玻璃体破裂或体积变小将导致视网膜剥离。观察虹膜的形状及颜色,将角膜、巩膜、睫状体与模型进行对比,理解其形态及构造。

5. 眼副器　在活体上观察眼睑的形状及结构,将上眼睑翻起,观察眼睑内面透明的黏膜即睑结膜、眼球表面的球结膜、球结膜与睑结膜移行处的穹隆结膜;在睡眠较少时眼睛发红,眼球表面发红的结构即因球结膜充血所致。在眼睑层次标本上,辨认眼睑的5层结构即皮肤、皮下组织、肌层（眼轮匝肌和上睑提肌）、睑板和睑结膜,注意睑板呈半月形,触之较硬。理解临床上睑腺炎（麦粒肿）和睑板腺囊肿（霰粒肿）的发生原因、临床表现及鉴别要点。在显示泪器的标本上,观察位于眼眶上外侧部泪腺窝内的泪腺,下内侧部内眦与眼球间的泪湖、泪湖底部呈小突起的泪阜、泪乳头和泪点。用较硬的细铁丝自泪点伸入泪小管,经泪囊、鼻泪管探查其开口于下鼻道处,理解泪液的作用、产生、排出途径及临床意义（由泪腺产生,经泪腺排泄小管→结膜囊→泪湖→泪点→泪小管→泪囊→鼻泪管→下鼻道）。在眼外肌标本上,观察7块眼外肌的位置。除上睑提肌以作用命名外,其余均以位置和形态命名。上睑提肌位于上直肌上方,自总腱环向前移行为腱膜止于上眼睑;4条直肌和上斜肌均起自视神经管周围及眶上裂内侧的总腱环,直肌分别沿眼眶上、下、内侧、外侧壁前行,至眼球赤道（中纬线）的前方止于巩膜;上斜肌经眶内侧壁前上方的滑车转向后外,于上直肌与外直肌之间止于眼球赤道的后方;下斜肌自眶下壁向后外也止于眼球赤道的后方。牵拉眼外肌观察眼球的运动方向,注意眼外肌的止点在中纬线之前或之后对眼球瞳孔的转动方向是截然相反的。在眼外肌放大模型上,辨认眼外肌;模拟眼外肌收缩状态,观察眼球前部的转动方向。内、外直肌收缩分别使瞳孔转向内侧和外侧;因为骨性眼眶呈"八"字形斜向外侧,2条（上、下）直肌也呈"八"字形排列,肌的起点靠内侧,止点靠外侧,收缩时除拉瞳孔向上、下方外,也使瞳孔向内侧转动;上斜肌收缩时牵拉眼球后部向内上转动,前部的瞳孔则转向外下方;下斜肌收缩时牵拉眼球后部向内下移动,前部瞳孔则转向外上方。理解眼外肌的作用及临床意义。在眼眶标本上,充填于眼球、眼外肌与眶之间的脂肪组织即眶脂体,理解其作用。眶筋膜包括眶骨膜、眼球筋膜鞘、肌筋膜鞘和眶隔（上睑板上缘与下睑板下缘与眶上、下缘之间的紧密结缔组织）,分别在眶内、眼球表面、眼外肌表面和睑板上、下方寻找辨认。

6. 眼的血管和神经　在眼眶标本上查看眼动脉的行程,自视神经管穿出,经视神经外侧和上直肌下方,横跨视神经上方到达眼眶内侧壁,再经上斜肌与内直肌之间前行,分数条分支到达眼球及眼外肌等处。查看较细的视网膜中央动脉穿视神经鞘位置,随视神经进入眼球壁供应视网膜的血液,理解动脉的分布和静脉回流;泪腺动脉较粗,睫状后长、短动脉分布于眼球壁。观察眼眶内与眼球相连较粗大的视神经及支配眼外肌的展神经、滑车神经和动眼神经。

〖练 习 题〗

1. 试述眼球壁的组成。

2. 临床通过眼底镜观察，可看到什么结构？有什么临床意义？

3. 眼的屈光装置有哪些？

4. 试述房水的产生及循环途径。

5. 试述睫状肌如何调节晶状体曲度？

6. 试述结膜的分部。

7. 试述眼外肌的作用。

8. 试述角膜的结构特点和营养来源。

9. 外界光线投射至视网膜经过哪些结构？

10. 试述泪液的产生和排出途径。

11. 名词解释

视神经盘

黄斑

角膜缘

结膜囊

总腱环

睫状小带

‍‌‍

视轴 _____

_____

球结膜 _____

_____

12. 填图:眼球壁和眼球内容物

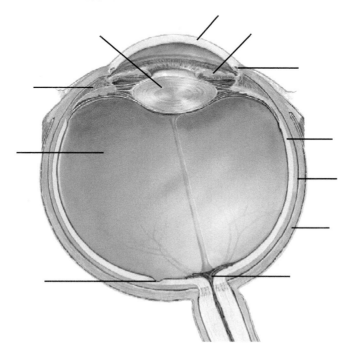

（叶秉坤）

第二章　位　听　器

一、概　述

　　耳,也称为位听器或前庭蜗器,包括外耳、中耳和内耳三部分。外耳由耳廓、外耳道和鼓膜三部分组成,中耳包括鼓室、咽鼓管、乳突窦和乳突小房三部分。内耳是位于颞骨内的一套复杂管道,包括骨迷路和膜迷路;骨迷路与膜迷路之间有外淋巴,膜迷路内充填有内淋巴。内淋巴和外淋巴互不相通。传导位置觉和听觉的前庭蜗神经经内耳道到达颅后窝。

　　声波由耳廓收集,经外耳道、鼓膜、听骨链传导到内耳,导致内耳内的液体流动,刺激位于膜迷路上的效应器,产生听觉刺激。内耳还有位置觉等感受器,接受头部位置变动刺激。

　　通过实验观察,查明位听器组成结构的位置、形态,理解这些结构与功能的关系。

二、实验目的与要求

　　1. 观察耳的组成,理解其功能。

　　2. 观察耳廓,理解各结构的功能。

　　3. 观察外耳道的分部及弯曲,小儿外耳道的特点。

　　4. 观察鼓膜的位置和形态。

　　5. 观察鼓室的位置、形态及其6个壁的组成和毗邻,查看鼓室盖、岬、前庭窗、蜗窗、面神经管凸、外侧半规管凸,咽鼓管、乳突窦和乳突小房的位置和开口,听小骨的位置及其连接和运动听小骨肌的位置。

　　6. 查看内耳在颞骨中的位置及骨半规管、前庭和耳蜗的相互位置关系;查看膜半规管的壶腹、椭圆囊、球囊的位置及其连通;辨认蜗轴、骨螺旋管、骨螺旋板、前庭阶、鼓阶、蜗孔和蜗管。

　　7. 辨认膜迷路上感受器的名称、位置,查看声波的传导途径。

三、实　验　内　容

(一) 标本及教具

1. 标本

(1) 颅2个(示颞骨的位置,与颅中窝、颅后窝的关系)。

(2) 耳4个(示鼓室内侧壁、前庭窗、蜗窗、面神经管凸、外侧半规管凸,咽鼓管、乳突窦和乳突小房)。

(3) 内耳雕刻2个(示骨半规管、前庭、耳蜗,蜗轴、骨螺旋管、骨螺旋板)。

(4) 颞骨纵切面4个。

(5) 听小骨1套(封装)。

2. 模型　耳(全貌)6个、内耳放大6个、听小骨放大4个。

(二) 实验过程

1. 颞骨的位置　在颅标本上,查看颞骨岩部在颅中窝和颅后窝的位置,观察鼓室盖、内耳门、破裂孔、颈动脉管外口等结构,理解其与鼓室的关系。

2. 外耳　观察活体耳廓的形态和主要结构;用手捏扁耳廓使之变形,观察耳廓是否会恢复原状。在标本上将耳廓切开,结合组织学观察其软骨的类型是弹性软骨,理解耳廓变形后能够恢复的原因。注意观察耳屏后方的外耳门,理解耳屏和耳垂的临床意义。外耳道由外侧 1/3 的软骨部和内侧 2/3 的骨部构成。在耳模型上探查其弯曲情况,软骨部向前上,交界处稍向后,至骨部则向前下方倾斜。模拟观察鼓膜的动作,寻找应向何处牵拉耳廓可使外耳道呈近似于直线的管道,使光线可以照射鼓膜。观察活体验证是否向后上方牵拉效果最佳。婴幼儿外耳道几乎全为软骨,考虑观察鼓膜时应向何方牵拉耳廓为佳。在耳标本和模型上观察鼓膜位置,特别是其倾斜情况,注意成人与婴幼儿差别;成人向前下外倾斜,与头部的矢状面及水平面各成 45°;婴幼儿接近水平位,考虑牵拉耳廓来观察鼓膜是否也与鼓膜的倾斜度有关。在游离的鼓膜模型上,观察鼓膜的形态,呈漏斗状,凸面突向中耳鼓室,与锤骨柄末端相连,中心凹陷为鼓膜脐,鼓膜内面有锤骨柄附着;鼓膜上部有锤骨前、后襞,两者之间较小薄而松弛的三角形区域为松弛部,下部是紧张部,理解紧张部的作用(鼓膜震动的主要部分)。在活体通过外耳道观察鼓膜松弛部与紧张部的颜色区别,松弛部呈淡红色,紧张部为灰白色;在紧张部,鼓膜脐的前下方有一三角形的反光区即光锥。在游离标本上则寻找不到光锥,此为一光学现象,并非解剖学结构,理解光锥存在的临床意义。

3. 中耳 在耳模型或锯开的颞骨标本上,摆正耳的位置,由前内向后外持拿,注意参照整颅或骨架标本确定耳的解剖位置。观察中耳的位置(大部分位于颞骨岩部内)及形态(为含气的不规则小腔隙,上下径和前后径长,内外侧径短),查看中耳的组成(鼓室、咽鼓管、乳突窦和乳突小房)。在耳的模型上,辨认鼓室的 6 壁及毗邻结构:鼓室上壁隔骨板与颅中窝相邻,故称鼓室盖壁;下壁隔骨板与蓝颜色的颈内静脉相邻,称颈静脉壁;前壁隔骨板与红颜色的颈内动脉相邻,也称颈动脉壁,注意其上部有较小的、填充红颜色肌肉的鼓膜张肌半管,下部有较大的咽鼓管的鼓室口;后壁通过乳突窦入口,乳突窦至乳突小房,故又称乳突壁;外侧壁主要是由鼓膜组成,也称鼓膜壁,注意其上部有鼓室上隐窝;内侧壁与内耳相邻,因内耳称迷路,故此壁又称迷路壁。在颞骨放大模型上,摆正位置后锯开颞骨,重点观察鼓室内侧壁(迷路壁)和后壁(乳突壁)上的主要结构:内侧壁中部的隆起是鼓岬,由耳蜗第一圈起始部隆起形成,可在耳模型上打开颞骨岩部的盖子,取出里面的内耳模型来验证;后下方的圆形孔为蜗窗,在活体上有膜性的第二鼓膜封闭;后上方的卵圆形孔为前庭窗,此孔被镫骨底封闭;再向后上方的弓形隆起是面神经管凸,内有面神经通过,注意模型上面的面神经管凸已打开,显露出面神经管及管内的面神经,理解这些结构形成的原因及意义。后壁的乳突窦口下方有锥隆起,内有红颜色镫骨肌;经乳突窦入口进入较大的腔隙即乳突窦,再向后有与其相通的乳突小房。理解中耳炎引起的面瘫和经乳突入路手术时引起面瘫的原因。在封装的听小骨标本上,观察 3 块听小骨大小、形状;听小骨以形态命名,即锤骨、砧骨和镫骨。在听小骨放大模型上观察其主要结构及之间的连接,理解锤骨柄与鼓膜脐(三块听小骨中,锤骨在最外侧,锤骨柄附着于鼓膜脐)和镫骨底与前庭窗的关系(镫骨底覆盖于前庭窗)、听小骨链杠杆放大作用及临床意义。在耳模型上,位居鼓室前壁咽鼓管上方的肌肉就是鼓膜张肌,牵拉锤骨柄向内侧,使鼓膜内陷而紧张;鼓室后壁乳突窦入口下方的肌为镫骨肌,牵拉镫骨使其离开前庭窗而减低压力,这两块肌肉为增强和减弱声波的拮抗肌。在耳标本或模型上,观察鼓室前壁下部的咽鼓管的构成和倾斜度,咽鼓管后外侧是骨部,前内侧是较长的软骨部,两端分别与鼓室和鼻咽部的咽鼓管咽口相通。结合咽鼓管的关闭,理解其作用及小儿为什么容易患中耳炎。在颞骨放大模型上,观察鼓膜上隐窝后方的乳突窦和颞骨乳突深面的蜂窝状的乳突小房,此处常为中耳手术的入路部位。在锯开的结构标本上观察,可见这些小腔互相交通,向前借乳突窦与鼓室相通。鼓室各壁与咽鼓管、乳突窦和乳突小房一样均覆盖黏膜,并互相延续,理解乳突窦和乳突小房的生理功能。

4. 内耳　在耳模型上观察位于鼓室与内耳道底之间,全部埋于颞骨岩部骨质内的内耳,然后将内耳取下,按正常位置在内耳放大模型上观察其构成(骨迷路和膜迷路)及形态。要注意的是真实的内耳骨迷路是颞骨岩部内弯弯曲曲的骨性隧道,似深山里的山洞,是不可能取出来的,但可进行外形雕刻和内腔铸型来显示,而膜迷路则可以取出。内耳模型位置的摆放对观察来说非常重要,耳蜗顶伸向前外侧底朝后内侧;卵圆形的前庭窗朝向前外侧;单独的"C"形半规管水平后伸。在内耳放大模型上,骨迷路自前内向后外由耳蜗、前庭和骨半规管三部分组成。鉴别3个呈"C"形半规管的名称,3个半规管互相垂直;呈水平位后伸的是外骨半规管,有单骨脚和膨大的骨壶腹连于前庭;与颞骨岩部垂直的是前骨半规管,与颞骨岩部长轴平行的是后骨半规管,两者都有膨大的骨壶腹,但单骨脚合成一个总脚连于前庭。前庭是骨迷路中部膨大的椭圆形腔隙,后部有5个小孔连于3个半规管,前方有一孔通耳蜗,前外侧壁上有卵圆形的前庭窗和圆形的蜗窗。骨迷路前部的耳蜗似蜗牛壳,从耳蜗顶至底部作纵切面,查看由骨松质构成的蜗轴,呈锥形,向外周伸出的骨螺旋板;骨螺旋管由骨密质构成,约绕蜗轴旋转2.5圈至蜗顶。骨螺旋板伸向骨螺旋管,但未到达骨螺旋管的外侧壁,再由2层膜性结构继续向外侧分隔而形成3个管道,近蜗顶的是前庭阶,中间是蜗管,近蜗底的是鼓阶,前庭阶和鼓阶通过蜗顶的蜗孔相通,鼓阶在骨螺旋管的起始部有圆形的蜗窗,被第二鼓膜封闭。考虑骨半规管内是否有液体存在?液体来源于何处?怎样循环?在内耳放大模型上,将半规管和前庭处的骨迷路拿开,观察套在骨半规管内的膜半规管;与骨半规管形态一致,也有3个膨大的膜壶腹,膜壶腹内有隆起的壶腹嵴,是头部旋转变速运动时的感受器。前庭内有椭圆形的椭圆囊和球形的球囊,椭圆囊后壁上有膜半规管的5个开口,前壁通过椭圆球囊管连于球囊;球囊向下借连合管与耳蜗内的蜗管相连,椭圆囊和球囊内有低平的椭圆囊斑和球囊斑,是头部静止和直线变速运动时的感受器。蜗管断面呈三角形,上壁为前庭膜,下壁为基底膜,在基底膜上有螺旋器(Corti 器),是听觉感受器。理解膜迷路内液体的来源、循环途径及其与骨迷路内液体是否可以相通?

5. 声波传导　在模型上演示声波的空气传导的途径:声波→外耳道→鼓膜→听骨链→前庭窗→前庭阶内的外淋巴→蜗孔→鼓阶的外淋巴→膜蜗管内的内淋巴→基底膜上的螺旋器→蜗神经。理解声波传导形式的变化。注意分析传导性耳聋与神经性耳聋的发生部位及鉴别要点。

6. 耳的血管和内耳道　内耳血管来自基底动脉的迷路动脉,经内耳门后分支分布于内耳,缺血后易导致眩晕,理解美尼尔征的病因及治疗方法。位置觉和听觉感受器通过前庭蜗神经,经内耳道、内耳门连于脑桥。从颞骨岩部后面内耳门向深部伸入约1cm的管道即内耳道,有前庭蜗神经、面神经和迷路血管通过。

〖练 习 题〗

1. 试述外耳道的分部和弯曲。

2. 试述鼓膜的位置和形态特征。

3. 试述鼓室的六个壁的组成和毗邻。

4. 试述鼓室的内容。

5. 试述幼儿咽鼓管的特点。

6. 骨迷路包括哪三部分?

7. 试述内耳感受器的名称,分部接受何种刺激?

8. 听骨链是如何组成的? 有何功能?

9. 在鼓室的内侧壁可以见到哪些结构？

10. 试述声波的空气传导途径。

11. 名词解释

鼓膜脐 _____

_____

光锥 _____

_____

乳突窦 _____

_____

第二鼓膜 _____

_____

12. 填图：内耳

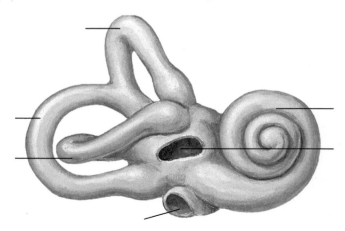

（叶秉坤）

第五篇　神经系统

第一章　中枢神经系统

第一节　脊　髓

一、概　述

脊髓起源于胚胎时期神经管的尾部,与脑相比是分化较少、功能较低级的部分,仍保留着明显的节段性。脊髓与31对脊神经相连,后者分布到躯干和四肢。脊髓通过脊神经及脊髓内部的上下行纤维束,将来自躯干、四肢的各种刺激传导到脑产生感觉,脑的各部则通过脊髓来完成复杂的功能。在正常生理状况下,脊髓的许多活动是在脑的控制下完成的,但脊髓本身也能完成许多反射活动。

通过实验观察,查明脊髓的位置、外形和内部结构,理解这些结构与功能的关系。

二、实验目的与要求

1. 观察脊髓外形,辨认脊髓表面沟裂、颈膨大、腰骶膨大、脊髓圆锥、终丝、马尾和前后根。
2. 观察脊髓的位置,查看其下端水平。
3. 观察脊神经前、后根与脊髓的关系,辨认脊髓节段,理解其与椎骨的对应关系。
4. 观察脊髓横切面上灰质、白质的配布形式,辨认灰质、白质的分部。
5. 观察脊髓灰质各部主要核团的位置,理解其功能。
6. 观察脊髓白质内上、下行纤维束的位置和起止,辨认薄束、楔束、脊髓丘脑前束和侧束、皮质脊髓前束和侧束,理解其功能。
7. 观察脊髓网状结构的位置。

三、实　验　内　容

（一）标本及教具

1. 标本

（1）整尸(椎管后壁打开,示在体脊髓位置、脊髓节段与椎管对应关系)。

（2）游离脊髓(示脊髓表面的6条沟裂、2个膨大、脊髓圆锥、终丝、马尾、前后根和脊髓节段)。

（3）脊髓横切面(示前角、后角和侧角,灰质前、后连合,前索、外侧索和后索)。

2. 模型

（1）脊髓横切面模型(示脊髓灰质核团、白质的纤维束和网状结构)。

（2）传导通路模型(示薄束、楔束、脊髓丘脑束、皮质脊髓束)。

（二）实验过程

1. 脊髓外形　在游离脊髓标本上观察,脊髓外形呈前后略扁的圆柱形。它的上端为切断面;下端变细呈圆锥形,为脊髓圆锥,自其尖向下延的细丝,称终丝,为软脊膜的形成物。

脊髓上部略膨大的部分为颈膨大,和组成臂丛的脊神经根相连,与上肢神经支配有关;位于脊髓圆锥上方的膨大部分为腰骶膨大,和组成腰、骶丛的脊神经根相连,与下肢的神经支配有关。注意观察脊髓表面6条纵行的沟,前面正中较深的沟为前正中裂,后面正中较浅的沟为后正中沟,二者将脊髓分为左右对称的两半。前正中裂和后正中沟的外侧有成对的前外侧沟和后外侧沟,分别有脊神经前、后根的根丝附着。在脊髓标本上可见脊神经根丝大都斜向外下走行,在脊髓腰、骶、尾段的脊神经根丝几乎垂直下行一段距离再出相应椎间孔,在脊髓下端下方,可见这些脊神经根丝围绕终丝,形成马尾。注意区别马尾与终丝。

2. 脊髓的位置　在整尸椎管后壁打开的在体脊髓标本上观察,脊髓位于椎管内,上端在枕骨大孔处与延髓相连,成人下端平第一腰椎下缘(新生儿脊髓下端平第三腰椎)。观察脊髓与脊柱的长度关系,由于自胚胎第4个月起,脊柱的生长速度比脊髓快,故两者不等长。观察椎管下部无脊髓,仅有终丝和马尾,理解临床上常选择第3、4或第4、5腰椎棘突之间进针行蛛网膜下隙穿刺或麻醉术的原因。

3. 脊髓节段　在游离脊髓标本上,观察脊神经根丝附于脊髓的范围。每对脊神经前、后根丝对应连于一段脊髓,为一个脊髓节段。脊神经有31对,故脊髓节段为31个,即8个颈节、12个胸节、5个腰节、5个骶节和1个尾节。在整尸椎管后壁打开的在体脊髓标本上,观察脊髓节段与椎骨对应关系,上颈髓节($C_{1\sim4}$)大致与同序数椎骨相对应,下颈髓节($C_{5\sim8}$)和上胸髓节($T_{1\sim4}$)与同序数椎骨的上方第1节椎体平对,中胸部脊髓节($T_{5\sim8}$)约与同序数椎骨上方第2节椎体平对,下胸部脊髓节($T_{9\sim12}$)约与同序数椎骨上方第3节椎体平对,腰髓节约平对第10~12胸椎,骶、尾髓节约平对第1腰椎。理解其对病变和麻醉定位的意义。

4. 脊髓灰质　在脊髓横切面标本上观察,脊髓中央有一细小的中央管,其周围为"H"形的灰质。根据前正中裂较深来分辨方位,前角为灰质向前伸出的短而粗部分,后角为灰质向后伸出的细而长部分,前、后角之间的区域为中间带。在胸髓和上部腰髓($L_{1\sim3}$),前、后角之间向外伸出的小突起为侧角。查看中央管前、后方有灰质前连合和灰质后连合,连接两侧的灰质。在脊髓横切面模型上观察灰质核团,查看前角内侧核群和外侧核群,理解其与躯体运动有关;查看后角固有核,理解其与躯体感觉有关;查看侧角中间外侧核和中间内侧核,理解其与内脏活动有关。

5. 脊髓白质　在脊髓横切面标本上观察,"H"形灰质周围即脊髓白质,分为三部分:前正中裂与前外侧沟之间为前索,前、后外侧沟之间为外侧索,后外侧沟与后正中沟之间为后索。查看在前正中裂底与灰质前连合前方的白质前连合。在脊髓横切面模型上观察白质内长的上、下行纤维束位置。前索内紧靠前正中裂的为皮质脊髓前束,紧靠前外侧缘的是脊髓丘脑前束;外侧索内靠后的为皮质脊髓侧束,靠前的有脊髓丘脑侧束;后索内靠近后正中沟的是薄束,其外侧为楔束。在传导通路模型上观察以上纤维束走行,理解其功能。辨认模型中上行纤维束以蓝色标示,下行纤维束以深红色标示。查看薄束和楔束是同侧脊神经后根内侧部纤维在脊髓后索内的直接延续,向上止于延髓薄束核和楔束核,传导同侧躯干四肢本体感觉和精细触觉。躯干四肢的痛、温觉和粗触觉信息经脊神经后根外侧部纤维进入脊髓,上升1~2个节段,形成背外侧束,到达同侧灰质后角固有核。查看后角固有核发出的纤维经白质前连合越中线到对侧的外侧索和前索上行,形成脊髓丘脑侧束和前束,分别传导对侧躯干四肢痛温觉和粗触觉。皮质脊髓束起源于大脑皮质,下行至延髓下部大部分纤维交叉至对侧,形成在外侧索内的皮质脊髓侧束,查看其分支到同侧脊髓灰质前角,支配同侧四肢肌的随意运动。少数未交叉纤维直接在同侧前索内下行,形成皮质脊髓前束,查看其分支到双侧脊髓灰质前角,支配双侧躯干肌的随意运动。理解中风患者常出现一侧四肢肌瘫痪但躯干肌瘫痪不明显的原因。

6. 脊髓网状结构　在脊髓横切面模型上观察,灰质后角基底部外侧与白质之间的灰、白质混合交织,为网状结构(在颈部较为明显)。

〖练　习　题〗

1. 脊髓位于何处? 其外形有何特点?

2. 试述临床上常选择第 3、4 或第 4、5 腰椎棘突间进行穿刺的原因。

3. 何谓脊髓节段? 试述脊髓节段与椎骨的对应关系。

4. 试述脊髓横切面上灰质、白质的配布及分部的名称。

5. 试述脊髓灰质前角、后角和侧角内主要的神经核及其功能。

6. 试述薄束、楔束、脊髓丘脑束和皮质脊髓(前、侧)束的起止、行程及传导功能。

7. 简述脊髓的功能。

8. 试述脊髓半横断损伤后的主要表现及其出现的原因。

9. 名词解释

脊髓圆锥 _____
_____

马尾 _____
_____

脊髓节段 _____
_____

侧角 _____
_____

白质前连合 _____
_____

背外侧束 _____
_____

10. 填图:脊髓横切面

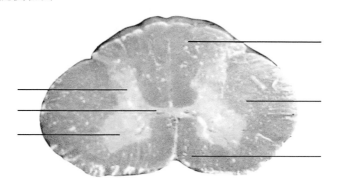

(李佳楣)

第二节　脑　　干

一、概　　述

脑干是中枢神经系统中位于脊髓和间脑之间的一个较小部分,自下而上由延髓、脑桥和中脑三部分组成。延髓和脑桥前靠颅后窝的斜坡,背面通过小脑脚与小脑相连,它们之间的室腔为第四脑室。第四脑室向下与延髓和脊髓的中央管相续,向上连通中脑水管。

通过实验观察,查明脑干的位置、外形和内部结构,理解这些结构与功能的关系。

二、实验目的与要求

1. 观察脑干的位置及境界。
2. 观察脑干的外形,辨认延髓、脑桥和中脑的形态结构。
3. 观察第四脑室的位置、组成及交通。
4. 观察脑干内脑神经核和非脑神经核的位置,理解其功能。
5. 观察脑干内上、下行纤维束的位置和起止,辨认脊髓丘系、三叉丘系、内侧丘系、外侧丘系、皮质脊髓束和皮质核束,理解其功能。
6. 观察脑干网状结构的位置,理解其功能。

三、实　验　内　容

(一) 标本及教具

1. 标本

(1) 颅腔正中矢状切(示脑干的位置、第四脑室的位置、组成及交通)。

(2) 游离脑干间脑(示脑干的外形)。

(3) 脑干间脑正中矢状切(示中脑水管)。

2. 模型

(1) 脑干间脑模型(示脑干各部的形态结构)。

(2) 传导通路模型(示脑神经核和非脑神经核,脊髓丘系、三叉丘系、内侧丘系和外侧丘系,皮质脊髓束和皮质核束)。

（二）实验过程

1. 脑干的位置　在颅腔正中矢状切标本上观察,脑干位于脊髓和间脑之间。

2. 脑干的外形　在游离脑干间脑标本上观察脑干外形,辨别前后,腹侧有膨大的基底部,背侧有四边形的菱形窝。从脑干间脑模型腹侧面观察,下段细小形似倒置锥体的部分为延髓,于枕骨大孔处与脊髓相连。延髓前面正中线上有一深沟,为前正中裂,与脊髓同名沟延续。前正中裂两侧的纵行隆起为锥体,由下行锥体构成。在两侧锥体下端,左右侧锥体束的纤维交替越边,组成锥体交叉。锥体后外侧有一卵圆形隆起为橄榄,其深面有下橄榄核。橄榄与锥体间有舌下神根丝。在橄榄后外侧排列许多神经根丝,从上而下依次是舌咽神经、迷走神经和副神经的根丝。脑桥腹侧面的明显膨隆为脑桥基底部。其正中线上的纵行浅沟为基底沟,容纳基底动脉。基底部向两侧延伸,逐渐缩小成为小脑中脚,两者交界处有粗大的三叉神经根。延髓脑桥沟为脑桥和延髓在腹侧面的分界。沟内的神经根丝从正中线向两侧依次是展神经、面神经和前庭蜗神经的根丝。沟的外侧端为脑桥小脑三角,是脑桥、延髓和小脑交接处。脑桥基底部上方有一对圆柱状的大脑脚,为中脑腹侧结构。两脚之间的深窝为脚间窝,窝底有血管穿过,称后穿质。在窝下部、大脑脚内侧面有动眼神经根。从脑干间脑模型的背侧面观察,延髓上部和脑桥共同构成一个菱形凹陷,称菱形窝。延髓下端与脊髓形态相似。脊髓后索中的薄束和楔束上行到菱形窝下角的下外侧处略隆起,形成内侧薄束结节和外侧楔束结节,深面分别有薄束核和楔束核。楔束结节外上方为小脑下脚。薄束结节、楔束结节和小脑下脚构成菱形窝下外侧界,小脑上脚为菱形窝的上外侧界。菱形窝外侧角横行到中线的细长隆起为髓纹,是延髓和脑桥在背面的分界线。菱形窝正中线上的纵沟为正中沟,向下通脊髓中央管,向上通中脑水管。在髓纹上方,正中沟两侧一对平行纵沟为界沟。正中沟与界沟之间的纵行隆起为内侧隆起。内侧隆起在髓纹上方的圆形隆起为面神经丘,其深面为面神经膝和展神经核。界沟外侧的三角形区域为前庭区,深面有前庭神经核。前庭区外侧小隆起为听结节,深面有蜗神经核。在髓纹下方,上内侧三角区为舌下神经三角,深面有舌下神经核;下外侧的长梭形区域为迷走神经三角,深面有迷走神经背核。中脑背面有上、下两对圆形隆起,分别为上丘和下丘。上、下丘向前外侧各伸出一对隆起,分别为上丘臂和下丘臂。下丘下方有滑车神经。在脑干间脑正中矢状切标本上可见中脑内一纵行的中脑水管。观察颅腔正中矢状切标本,在延髓、脑桥和小脑之间的室腔为第四脑室,其底即菱形窝,顶朝向小脑。查看第四脑室顶前上部为小脑上脚及位于两脚之间的薄层白质上髓帆;后下部为薄层白质下髓帆和第四脑室脉络组织。菱形窝下角上方有不成对的第四脑室正中孔,外侧角开口为成对的第四脑室外侧孔。第四脑室向上通中脑水管,向下通脊髓中央管。

3. 脑干的灰质　在传导通路模型上观察脑神经核的位置。一般躯体运动核（染成深红色）:中脑内的动眼神经核和滑车神经核、脑桥内的展神经核和延髓内的舌下神经核,靠近正中线,查看与这四对核团相连的脑神经。特殊内脏运动核（染成粉红色）:脑桥内的三叉神经运动核、面神经核和延髓内的疑核、副神经核,在一般躯体运动核的外侧,查看与这四对核团相连的脑神经。一般内脏运动核（染成黄色）:中脑内的动眼神经副核、脑桥内的上泌涎核、延髓内的下泌涎核和迷走神经背核,靠近界沟内侧,查看与这四对核团相连的脑神经。脑神经感觉核染成蓝色,靠近界沟外侧的为孤束核,其上部为特殊内脏感觉核,下部为一般内脏感觉核。在孤束核外侧的长条状核团为三叉神经感觉核,为一般躯体感觉核。最靠外侧为前庭神经核和蜗神经核,是特殊躯体感觉核。查看与这些感觉核相连的脑神经。查看脑干内非脑神经核,在延髓背侧面中线两侧用蓝色长条形显示的核团为薄束核和楔束核,橄榄深面为下橄榄核;在中脑内用橙红色球形显示的核团为红核,红核外侧用黑色块状显示的为黑质,下丘深面有下丘核。

4. 脑干的白质　在上行传导通路模型上观察蓝色的上行纤维束。从薄束核和楔束核发出的纤维交叉到对侧形成内侧丘系交叉,继续沿中线两侧上升的纤维为内侧丘系,传导对侧躯干四肢的本体感觉和精细触觉。脊髓丘脑束由脊髓上升至脑干,延续形成脊髓丘系,传导对侧躯干四肢的痛、温觉和粗略触觉。从三叉神经感觉核发出的纤维交叉到对侧上行的纤维束为三叉丘系,位于内侧丘系背外侧,传导对侧头面部的痛、温觉和触压觉。由蜗神经核发出的纤维在两侧上升形成外侧丘系,传导双侧听觉,理解其临床意义。在下行传导通路模型上观察红色的下行纤维束。大脑皮质发出的纤维经中脑的大脑脚底和脑桥基底部,于延髓交叉的纤维束为皮质脊髓侧束,不交叉的为皮质脊髓前束,至脊髓前角运动细胞,支配躯干肌和四肢肌。大脑皮质发出下行至脑干一般躯体运动和特殊内脏运动核的纤维束为皮质核束,除了舌下神经核和面神经下部接受对侧皮质核束纤维外,其余均接受双侧皮质核束纤维支配。理解一侧皮质核束受损后的临床表现。

5. 脑干网状结构　在脑干间脑模型上观察,延髓、脑桥和中脑的中央灰质及第四脑室旁的前外侧均有灰、白质混合交织,为网状结构,理解其参与形成上行网状激动系统。

〖练　习　题〗

1. 试述延髓、脑桥和中脑外形中主要结构。

2. 试述脑干灰质、白质的配布特点。

3. 脑干中有哪些脑神经核(运动核、感觉核)?

4. 试述脑干内四大丘系的起止、行程和传导功能。

5. 试述脑干内皮质脊髓束和皮质核束的起止、行程和传导功能。

6. 试述第四脑室的位置、组成及交通。

7. 名词解释

菱形窝 _____

_____

面神经丘 _____

_____

锥体交叉 _____

_____

脑桥小脑三角 _____

_____

内侧丘系 _____

_____

脊髓丘系 _____

_____

孤束核
_____

_____

脑干网状结构
_____

_____

8. 填图:脑干背侧面观

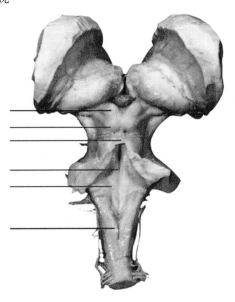

(李佳楣)

第三节　小脑、间脑

一、概　　述

　　小脑位于颅后窝,后上方隔小脑幕与端脑枕叶底面相对;前下方通过三对小脑脚与脑干背面相连。小脑中间狭窄,两侧膨大。小脑的表面为灰质,称小脑皮质。皮质向内部深陷形成沟,将小脑分成许多薄片,称小脑叶片。小脑内部的白质称为髓质。包埋于髓质的灰质核团,称小脑核。

　　间脑位于脑干与端脑之间。由于大脑半球高度发展而掩盖了间脑,仅部分的腹侧面露于脑底。两侧间脑中间有一窄腔,为第三脑室。间脑可分为五个部分:背侧丘脑、后丘脑、上丘脑、底丘脑和下丘脑。

　　通过实验,查明小脑和脑干位置、外形和内部结构,理解这些结构与功能的关系。

二、实验目的与要求

　　1. 观察小脑的位置。

　　2. 观察小脑的外形,辨认小脑蚓、小脑半球、小脑扁桃体、小脑脚、绒球、小结、原裂和后外侧裂,理解小脑扁桃体的临床意义。

　　3. 观察小脑的分叶和分区,理解各区功能。

4. 观察小脑核的位置,辨认齿状核、顶核、球状核和栓状核,理解其功能。

5. 观察间脑的位置。

6. 观察间脑的外形和分部,辨认各部形态结构。

7. 观察第三脑室的位置及交通。

8. 观察背侧丘脑和后丘脑内特异性中继核团的位置,辨认腹后内侧核、腹后外侧核、内侧膝状体和外侧膝状体,理解其功能。

三、实 验 内 容

（一）标本及教具

1. 标本

（1）颅腔正中矢状切(示小脑、间脑的位置)。

（2）游离小脑(示小脑半球、小脑蚓、小脑扁桃体、小脑脚、绒球、小结、原裂、后外侧裂和分叶)。

（3）小脑水平切(示小脑灰质、白质和小脑核)。

（4）脑干间脑正中矢状切(示间脑的分部)。

2. 模型

（1）脑干间脑模型(示间脑的各部结构和第三脑室)。

（2）传导通路模型(示小脑核,背侧丘脑腹后内侧核和腹后外侧核,后丘脑内侧膝状体和外侧膝状体)。

（二）实验过程

1. 小脑

（1）小脑的位置:在颅腔正中矢状切标本上观察,小脑位于颅后窝内。

（2）小脑的外形:在游离小脑标本上,正确辨认小脑的拿持方法,其上面较平坦,下面的两侧膨隆而中间较细;后部的凹陷较窄而浅,前部的凹陷容纳脑干,较大而深。小脑表面有许多的沟和裂,相邻两沟间的凸起薄层为小脑叶片。小脑上面中部的狭窄隆起为小脑蚓,两侧膨大为左、右小脑半球。小脑半球的前内侧部有向下突出的小脑扁桃体,在颅腔正中矢状切标本上可观察到其靠近枕骨大孔,理解当颅内高压时,该部可嵌入枕骨大孔,形成小脑扁桃体疝压迫延髓而危及生命。在小脑上面,前、中 1/3 交界处可寻找到"V"形较深的原裂。原裂以前的小脑半球和小脑蚓为前叶,原裂以后和小脑下面的大部分为后叶。在小脑下面观察中间较细的蚓部,从前向后辨认小结、蚓垂、蚓锥体和蚓结节。小结向前外侧与膨大的绒球相连,组成绒球小结叶,其后方的明显裂隙为后外侧裂,是后叶与绒球小结叶的分界。查认小脑的三个功能分区:前庭小脑(绒球小结叶)、脊髓小脑(小脑蚓和小脑半球中间部)和大脑小脑(小脑半球外侧部),理解各区功能。在小脑下面的前部观察小脑上、中、下脚的切面:靠外侧的最大的断面为小脑中脚,其下内侧的断面为小脑下脚,上内侧的断面为小脑上脚。两侧小脑上脚之间的断面为上髓帆。

（3）小脑的内部结构:在小脑水平切标本上可观察到小脑表面的一层灰质颜色较深,为小脑皮质,延伸到沟和裂的底。小脑皮质的深面为颜色较浅的白质,称髓质。理解小脑上、中、下脚是由髓质内的长纤维出入小脑时所形成。髓质内有灰质团块,为小脑核,在切面上可观察到呈弯曲状的齿状核。在传导通路模型上观察四对小脑核的位置,靠近外侧且最大的是齿状核,靠近中线较小的是顶核,两者之间为中间核,由圆形的球状核和长条形的栓状核组成。理解小脑核主要接受小脑皮质的信息,发出小脑的传出纤维。

2. 间脑

(1)间脑的位置:在颅腔正中矢状切标本上观察,间脑位于中脑与端脑之间。

(2)间脑的外形:在脑干间脑正中矢状切标本的内侧面观察,以背侧丘脑为标志划分间脑,包括背侧丘脑、后丘脑、下丘脑、上丘脑和底丘脑五部分。自中脑水管上端向前,继而转向上的浅沟,为下丘脑沟,沟的前上端终于室间孔。下丘脑沟的后上方,即背侧丘脑的内侧面,在其前部可见到丘脑间黏合的断面。下丘脑沟的前下方即为下丘脑。底丘脑位于下丘脑的后外侧、背侧丘脑的下方。后丘脑在背侧丘脑后下方。上丘脑位于上丘上方、第三脑室顶部的周围。从脑干间脑模型的后上方观察,位于中脑上方一对较大似卵圆形结构为背侧丘脑,其背面和后端游离。背侧丘脑上外侧部的隆起为端脑内的尾状核,两者以终纹为界。背侧丘脑前端较窄的向上隆起为丘脑前结节;后端的膨大为丘脑枕。在上丘的上方,中线上向后、下的膨大结构为松果体,其前上方的横行结构为缰连合。缰连合两端各连一小的三角区为缰三角。自缰三角的前端,沿背侧丘脑背面和内侧面的交界处纵行的结构为丘脑髓纹。松果体、缰连合、缰三角等结构均属上丘脑。从脑干间脑模型的腹侧面观察,两侧视神经后端形成视交叉,视交叉向后外侧延为视束。视交叉后方稍隆起的单一结构为灰结节。灰结节向下的漏斗状突起为漏斗,其下端变细接垂体。灰结节后上方的一对球形隆起为乳头体。以上结构均属下丘脑。在背侧丘脑后下方,两侧视束向后绕过大脑脚后连于一对隆起的结构,为外侧膝状体。在丘脑枕的下方、外侧膝状体的内侧有一对圆形隆起,为内侧膝状体。内、外侧膝状体组成后丘脑。第三脑室是位于两侧背侧丘脑和下丘脑之间的矢状位裂隙,经两侧室间孔通侧脑室,向后下通中脑水管。

(3)间脑内部结构:在传导通路模型上观察,背侧丘脑特异性中继核团有腹后内侧核和腹后外侧核,与感觉传导有关。查认脑干内的内侧丘系、脊髓丘系、三叉丘系和味觉纤维分别到达这两核,再从这两核发出纤维组成丘脑中央辐射向上投射至端脑。查看后丘脑内的特异性中继核团为内侧膝状体和外侧膝状体,与视觉和听觉传导有关。查认视束到达外侧膝状体,外侧丘系到达内侧膝状体,再从这两核发出纤维分别形成视辐射和听辐射投射至端脑。

〚练 习 题〛

1. 试述小脑的位置、分叶和功能分区。

2. 小脑核包括哪四对?

3. 试述小脑的主要功能。

4. 简述间脑的位置和分部。

5. 简述下丘脑的位置和结构。

6. 试述背侧丘脑和后丘脑的特异性中继核团及功能。

7. 名词解释

小脑扁桃体＿＿＿＿＿＿＿＿＿＿＿＿＿＿＿＿＿＿＿＿＿＿＿＿＿＿＿＿＿

＿＿＿＿＿＿＿＿＿＿＿＿＿＿＿＿＿＿＿＿＿＿＿＿＿＿＿＿＿＿＿＿＿＿＿＿

绒球小结叶＿＿＿＿＿＿＿＿＿＿＿＿＿＿＿＿＿＿＿＿＿＿＿＿＿＿＿＿＿＿

＿＿＿＿＿＿＿＿＿＿＿＿＿＿＿＿＿＿＿＿＿＿＿＿＿＿＿＿＿＿＿＿＿＿＿＿

小脑核＿＿＿＿＿＿＿＿＿＿＿＿＿＿＿＿＿＿＿＿＿＿＿＿＿＿＿＿＿＿＿＿＿

＿＿＿＿＿＿＿＿＿＿＿＿＿＿＿＿＿＿＿＿＿＿＿＿＿＿＿＿＿＿＿＿＿＿＿＿

第三脑室＿＿＿＿＿＿＿＿＿＿＿＿＿＿＿＿＿＿＿＿＿＿＿＿＿＿＿＿＿＿＿＿

＿＿＿＿＿＿＿＿＿＿＿＿＿＿＿＿＿＿＿＿＿＿＿＿＿＿＿＿＿＿＿＿＿＿＿＿

上丘脑

内侧膝状体

8. 填图：小脑上面观

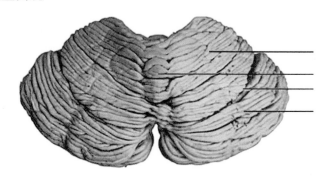

（李佳楣）

第四节　端　　脑

一、概　　述

　　端脑是脑的最高级部位,包括左、右大脑半球,遮盖着间脑和中脑,并把小脑推向后方。大脑半球表面的灰质层,称大脑皮质,深部的白质又称髓质,蕴藏在髓质内的灰质团块为基底核,大脑半球内的腔隙为侧脑室。

　　通过实验观察,查明端脑的位置、外形和内部结构,理解这些结构与功能的关系。

二、实验目的与要求

　　1. 观察端脑的位置。
　　2. 观察端脑的外形和分叶,辨认各叶主要的沟回。
　　3. 观察端脑皮质的第 I 躯体感觉区、第 I 躯体运动区、听觉区、视觉区的位置,理解其功能及定位特点。
　　4. 观察语言中枢的位置,理解其功能及损伤表现。
　　5. 观察基底核的位置及组成,理解其功能。
　　6. 观察端脑内联络纤维、连合纤维和投射纤维的位置,理解其功能及损伤表现。
　　7. 观察侧脑室的位置及交通。
　　8. 观察边缘系统的位置及组成,理解其功能。

三、实　验　内　容

（一）标本及教具

1. 标本
（1）颅腔正中矢状切标本（示端脑的位置）。

（2）完整端脑（示端脑的外形、分叶和各叶主要的沟回）。

（3）端脑正中矢状切（示端脑内侧面的主要沟回、连合纤维、侧脑室、皮质功能定位和语言中枢、边缘系统）。

（4）经内囊的端脑水平切（示基底核的位置，内囊的位置、形态及分部）。

2. 模型

（1）传导通路模型（示基底核、第 I 躯体感觉区和运动区、内囊）。

（2）端脑模型（示联络纤维）。

（二）实验过程

1. 端脑的位置　在颅腔正中矢状切标本观察，端脑位于间脑和小脑的上方。

2. 端脑的外形　在完整端脑标本上观察，端脑上外侧面隆凸，有一自前下向后上的深沟；内侧面较平；下面凹凸不平。端脑由左右两个大脑半球组成，两个半球之间的矢状位深裂为大脑纵裂，纵裂底部有胼胝体连结两侧半球。两侧半球的后部与小脑之间是近水平位的大脑横裂。大脑半球表面有深浅不一的大脑沟，相邻两沟间的隆起为大脑回。观察大脑半球上外侧面，下份有一条从前下斜向后上的深沟，为外侧沟。外侧沟的上方有三条基本平行的沟，从上后内侧走向下前外侧。中间的一条连续完整，为中央沟。大脑半球后端向后下突出处为枕极，枕极前方约 4cm 处稍向上凹，为枕前切迹。在大脑半球内侧面后部前下斜向后上并延转至上外侧面的沟为顶枕沟。每侧大脑半球分为五叶，中央沟之前、外侧沟上方为额叶；中央沟后方、顶枕沟之前为顶叶；外侧沟下方是颞叶；枕前切迹至顶枕沟上端连线以后的部分为枕叶；在外侧沟深面，被额、顶、颞叶所掩盖的是岛叶。额叶：是最大的一个叶。其后部有中央前沟。中央前沟与中央沟之间为中央前回，是躯体运动区。中央前沟前方有两条大致与半球上缘平行的额上沟和额下沟，将额叶其余部分分为额上、中、下回。顶叶：其前部有中央后沟。中央后沟与中央沟之间为中央后回，是躯体感觉区。在中央后沟后方有一条与半球上缘平行的顶内沟，将顶叶其余部分分为顶上小叶和顶下小叶。顶下小叶前部包绕外侧沟后端的周围，称缘上回；后部包绕颞上沟后端的周围，称角回。颞叶：其上外侧面可见两条呈前后方向的沟，分别为颞上沟和颞下沟。颞上、下沟将颞叶分为颞上、中、下回。在外侧沟下壁，有两条短而大致横行的脑回，为颞横回，是听觉区。在端脑正中矢状切标本上观察大脑半球内侧面。在大脑半球内侧面中部可见弯曲光滑的胼胝体断面。其后端略大，为胼胝体压部；前端弯曲，为胼胝体膝；胼胝体膝与压部之间为胼胝体干；胼胝体膝向后下延伸变小，形成胼胝体嘴。胼胝体下方略呈三角形的薄板，为透明隔。扣带回位于胼胝体上方，与其大致平行。扣带回与胼胝体之间有胼胝体沟，扣带回上方有扣带沟。中央前回和中央后回向内侧面延伸形成中央旁小叶。在内侧面后份胼胝体后下方有弓形的距状沟，向后至枕极，中部与顶枕沟相续。距状沟与顶枕沟之间为楔叶，距状沟下方为舌回。观察大脑半球的下面。额叶下面的内侧份，可见前后走行的嗅束。嗅束前端膨大，称嗅球；后端扩大呈小三角形区，称嗅三角。在颞叶和枕叶下面，有两条前后方向走行的沟，外侧为枕颞沟，内侧为侧副沟，把颞叶分为枕颞外侧回、枕颞内侧回和海马旁回。观察海马旁回前端向后上反转的弯曲即钩。将海马旁回拉向内下方，可探查由胼胝体沟延续下来的海马沟；海马沟上方锯齿状皮质为齿状回，其外侧弓形隆起即海马。

3. 端脑的灰质　在端脑水平切标本上观察，半球表面颜色略深的部分是大脑皮质，皮质的深面颜色较淡的部分是大脑髓质。髓质内有灰质团块，为基底核。在端脑正中矢状切标本上观察，第 I 躯体运动区位于中央前回和中央旁小叶前部，第 I 躯体感觉区位于中央后回和中央旁小叶后部,理解其功能及投影特点。视觉区在距状沟上下的枕叶皮质,即上方的楔叶和下方的舌回;听觉区在颞横回。运动性语言中枢在额下回后部,书写中枢在额中回后部,听觉性语言中枢在颞上回后部,视觉性语言中枢在顶下小叶角回。理解各语言中枢功能及损伤后表现。在传导通路模型上观察基底核形态。背侧丘脑外上方的弓形结构,即尾状核。其前下端膨大为尾状核头,中间部分为尾状核体,转折向前下变细的部分是尾状核尾。尾状核尾连接杏仁体。背侧丘脑前外侧、尾状核下外侧是近似卵圆形的豆状核,其外侧较薄的灰质为屏状核。在经内囊的端脑水平切标本上观察基底核位置。背侧丘脑居第三脑室两侧,呈卵圆形,其前方为尾状核头,外侧是呈三角形的豆状核和呈线状的屏状核。尾状核和豆状核组成纹状体,理解其功能。

4. 端脑的白质　在端脑模型上查看联系同侧半球内各部分的联络纤维:脑回间的弓状纤维、额颞叶间的钩束、额顶枕颞四叶间的上纵束、枕颞叶间的下纵束和扣带回及海马旁回深部的扣带。在端脑正中矢状切标本上,查看连接左右侧半球的连合纤维:位于大脑纵裂底的胼胝体。在传导通路模型上观察大脑皮质与皮质下中枢间的上、下行纤维束,经尾状核、豆状核和背侧丘脑之间,即内囊。在端脑水平切标本上观察内囊的形态,位于背侧丘脑、尾状核和豆状核之间的内囊呈"V"字形,分内囊前肢、内囊膝和内囊后肢三部,内囊前肢伸向前外,位于豆状核与尾状核之间;内囊后肢伸向后外,位于豆状核与背侧丘脑之间;内囊膝介于前、后肢之间,即"V"字形转角处。在传导通路模型上可观察到部分投射纤维:经内囊膝部的皮质核束,经内囊后肢的皮质脊髓束和丘脑中央辐射。理解其功能及损伤后的临床表现。

5. 侧脑室　在端脑正中矢状切标本上,从内侧面观察侧脑室位于透明隔外侧。探查左、右侧脑室,延伸至半球各个叶内,分四部分:中央部位于顶叶内;前角伸向额叶;后角伸入枕叶;下角伸至颞叶内。侧脑室经左、右室间孔与第三脑室相通,室腔内有脉络丛。

6. 边缘系统　在大脑半球的内侧面位于胼胝体周围和侧脑室下角底壁的一圈弧形结构如:扣带回、海马旁回、海马和齿状回等,与岛叶前部、颞极构成边缘叶,加上其他有关的皮质和皮质下结构如杏仁体、下丘脑等,共同组成边缘系统。理解其功能。

〖练　习　题〗

1. 试述大脑半球的分叶及各叶的重要沟回。

2. 试述第 I 躯体运动区的位置、功能和投影特点。

3. 试述第Ⅰ躯体感觉区的位置、功能和投影特点。

4. 试述语言中枢的位置及损伤后的临床表现。

5. 什么叫内囊？分几部分？各部分有何主要纤维束？试述其损伤后主要症状及原因。

6. 试述边缘系统的位置、组成及功能。

7. 名词解释

中央旁小叶＿＿＿
＿＿＿

视觉区＿＿
＿＿＿

胼胝体＿＿
＿＿＿

弓状纤维＿＿＿
＿＿＿

基底核

纹状体

海马结构

侧脑室

8. 填图:内囊

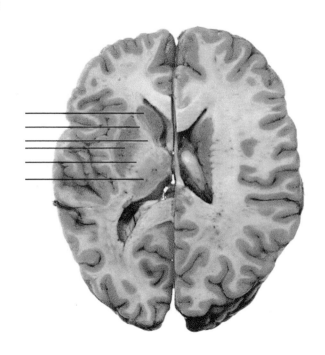

（李佳楣）

第二章 周围神经系统

第一节 脊　神　经

一、概　　述

周围神经系统分为脊神经、脑神经与内脏神经。脊神经与脊髓相连，分布于躯干和四肢。脊神经共 31 对，包括 8 对颈神经、12 对胸神经、5 对腰神经、5 对骶神经和 1 对尾神经。每对脊神经借前根、后根连于脊髓。后根为感觉性，含躯体感觉纤维与内脏感觉纤维，感觉神经的胞体在椎间孔处聚集成膨大的脊神经节，周围突参与构成脊神经；前根为运动性，含躯体运动纤维、内脏运动纤维。脊神经是混合性神经，含以上 4 种纤维成分，损伤后同时有运动障碍与感觉障碍。前后根在椎间孔处合成短的脊神经干，出椎间孔后分为四支：前支、后支、脊膜支、交通支。前支较粗，胸神经前支保持明显的节段性，其余的前支参与形成颈丛、臂丛、腰丛和骶丛。

通过实验观察，掌握脊神经构成与分支、神经支配范围，理解这些结构与功能的关系。

二、实验目的与要求

1. 观察脊神经的构成与分支，查看脊神经穿出椎管的部位及其分支：前支、后支、脊膜支、交通支。

2. 辨认颈丛的位置及其分支，观察其行程、分布、颈丛皮支浅出点与皮支分布范围、膈神经的行程与分布。

3. 查看臂丛的位置与形成：根、干、股、束。

4. 辨认从臂丛外侧束发出的肌皮神经、胸外侧神经，内外侧束共同发出的正中神经，内侧束发出的尺神经、胸内侧神经、臂内侧皮神经、前臂内侧皮神经，后束发出的桡神经、腋神经、肩胛下神经。

5. 查看胸长神经与胸背神经的分布。

6. 追踪肌皮神经、正中神经、尺神经、桡神经、腋神经的行程与分布。

7. 观察手掌面及背面的神经分布，区分尺神经、正中神经、桡神经在手掌、手背的分布范围。

8. 观察胸神经前支的行程与其在胸腹壁的节段性分布情况。

9. 观察 11 对肋间神经、肋下神经的行程，在肋间隙观察肋间神经与肋间后血管的毗邻关系。

10. 观察腰丛的位置、组成、分支，辨认髂腹下神经、髂腹股沟神经、股外侧皮神经、生殖股神经。

11. 查看股神经和闭孔神经的行程、主要分支与分布范围。

12. 辨认腰骶干，观察骶丛的位置与组成。

13. 观察臀上神经、臀下神经、股后皮神经、阴部神经和坐骨神经，查看坐骨神经与梨状肌的位置关系，绘出坐骨神经的体表投影，观察坐骨神经的分支：胫神经与腓总神经，追踪其行程与分支、分布。

三、实 验 内 容

（一）标本及教具

1. 标本

（1）整尸2具(示脊神经的构成与分支、颈丛、臂丛、胸神经前支、腰丛、骶丛的位置及分支分布)。

（2）头颈胸正中矢状切2个(示颈丛、臂丛、胸神经前支的分支、分布范围)。

（3）腹部、盆部下肢标本2个(示腰丛与骶丛的位置、分支、分布范围)。

（4）上肢神经4个(示肌皮神经、正中神经、尺神经、桡神经、腋神经的行程与分布)。

（5）下肢神经4个(示髂腹下神经、髂腹股沟神经、股外侧皮神经、生殖股神经、臀上神经、臀下神经、股后皮神经、阴部神经、坐骨神经、胫神经、腓总神经、足底内、外侧神经)。

2. 模型

（1）原位头颈部模型2个(显示颈丛的位置、分支)。

（2）椎骨带脊髓模型2个。

（二）实验过程

1. 脊神经的构成与分支　取显示脊神经基本组成的俯卧位整尸标本,该标本已锯开椎弓板,椎管已被打开,可见椎管内脊髓全长,脊髓外包被膜。在每一脊髓节段及所包被膜的两侧前、后各有一条相连神经,位于前方的称前根,后方的称为后根。前根和后根在椎管外侧,即椎间孔处会合为一条很短的神经,称脊神经干。前后根会合前,后根上有一略为膨大的结构,叫脊神经节。脊神经干出椎间孔后,立即分为前、后两支。后支较细小,向后方走行,呈节段性分布于脊柱附近的肌肉和皮肤。前支较粗大,向前外侧走行,分布于躯干的前外侧和四肢的肌肉和皮肤。将标本置于仰卧位,继续观察。在脊柱的两侧各有一条呈链状的纵行结构,叫交感干,属于内脏神经。脊神经前支和交感干神经节之间有两条短的细支相连,叫交通支,在内脏神经一节再学习。胸神经前支有明显的节段性,其余的脊神经前支分别交织成丛,共有四对,即颈丛、臂丛、腰丛和骶丛。

2. 颈丛　在头颈上肢血管神经标本上寻找颈丛,可见其位于颈侧部,胸锁乳突肌上份的深面,由第1~4颈神经前支组成。颈丛的浅支:枕小神经、耳大神经、颈横神经和锁骨上神经,深支主要有膈神经。在胸锁乳突肌后缘中点附近可见浅支的主要分支,其中最上方、沿胸锁乳突肌后缘走向枕部的叫枕小神经,分布于枕部外侧份、乳突等处的皮肤;沿胸锁乳突肌表面行向前上的是耳大神经,分布于耳廓及邻近的皮肤;横过胸锁乳突肌浅面向前走行的称颈横神经,分布于颈部的皮肤;还有2~4支行向外下达锁骨下方,统称为锁骨上神经,分布于颈侧部、胸前部上份和肩部的皮肤。将胸锁乳突肌向内上翻起,寻找与颈丛相连、自前斜角肌表面下行的膈神经,向下探查,可见它经锁骨下动静脉之间、肺根前方、心包的两侧至膈肌,此外还分布于胸膜、心包、部分膈下腹膜。

3. 臂丛　在整尸与头颈上肢血管神经标本上观察臂丛及其分支。将胸锁乳突肌与前斜角肌向上翻起,可见前斜角肌和中斜角肌之间的粗大神经是臂丛。探查其5根(5~8颈神经前支和第1胸神经前支),追踪其3干(上、中、下干)、6股(每干分前、后股)、3束(内侧束、外侧束与后束)的位置和行程。臂丛自斜角肌间隙行向外下,经锁骨下动脉的后上方、锁骨后方进入腋窝,以3束包绕在腋动脉的外侧、内侧、后方。臂丛按局部位置分为锁骨上部和锁骨下部。锁骨上部的主要分支有胸长神经、肩胛背神经、肩胛上神经,锁骨下部的主要分支有胸背神经、正中神经、肌皮神经、尺神经、腋神经、桡神经和肩胛下神经、臂内侧皮神经、前臂内侧皮神经。

（1）正中神经：首先在臂内侧沿肱动脉走行找到粗大的正中神经，向上追踪，可见它以两个根起自臂丛内侧束、外侧束。正中神经向下走行在肱二头肌内侧伴随肱动脉下行至肘窝，穿旋前圆肌，在前臂指浅屈肌和指深屈肌之间经腕横韧带深面（即腕管）进入手掌。它在前臂分支支配前臂前群6块半肌（肱桡肌、尺侧腕屈肌和指深屈肌尺侧半除外）；在手掌发出粗短的返支支配鱼际肌（拇收肌除外）、发出数支指掌侧总神经后再分为指掌侧固有神经分布于第一、二蚓状肌、掌心、鱼际和桡侧三个半指掌面及中、远节指背面的皮肤。理解正中神经在腕部受损的表现。

（2）肌皮神经：找到臂肌前群喙肱肌，自内上斜穿该肌的神经，即肌皮神经。它起自臂丛外侧束，穿喙肱肌，经肱二头肌和肱肌之间下行，其肌支支配臂部前群肌；终末支为皮支，在肘关节外侧稍上方穿出深筋膜，称为前臂外侧皮神经，分布于前臂外侧份的皮肤。

（3）尺神经：在肱骨尺神经沟内找到粗大的尺神经，向上追寻，可见其在臂部中、上份与肱动脉伴行。尺神经发自臂丛内侧束，行于肱动脉的内侧，继而向后下走行，经尺神经沟向下穿过尺侧腕屈肌起点，到达前臂内侧，沿尺侧腕屈肌和指深屈肌之间下降，在腕关节上方发出手背支到手背；主干经豌豆骨外侧、腕横韧带浅面下行至手掌。尺神经在臂部无分支，在前臂分支支配尺侧腕屈肌、指深屈肌尺侧半，在手掌部分支支配小鱼际肌、拇收肌、第3、4蚓状肌和全部骨间肌，皮支分布小鱼际表面、内侧一个半指掌面、手背尺侧半和小指、环指、中指尺侧半背面的皮肤。理解尺神经干易受损部位与损伤表现。

（4）腋神经：在腋动脉内、外侧找到臂丛内、外侧束，然后在腋动脉后方查看臂丛的后束，可见它在腋窝分为两支，内侧较大的一支是桡神经，外侧较小的一支是腋神经。腋神经向后走行，与旋肱后动脉一起绕肱骨外科颈至三角肌深面，支配三角肌和小圆肌，皮支分布于三角肌区的皮肤。理解股骨外科颈骨折等导致的腋神经受损表现。

（5）桡神经：找到臂丛后束，可见其较粗大的分支下行，与肱深动脉伴行，此支即为桡神经。经肱三头肌长头和内侧头之间进入桡神经沟，向下外侧达肱骨外上髁的前上方，在肱肌和肱桡肌之间分为浅、深两支。桡神经主干沿途发出分支支配肱三头肌、肱桡肌、桡侧腕长伸肌，皮支分布于臂和前臂后面的皮肤；浅支在肱桡肌深面伴肱动脉下降，至前臂中、下1/3交界处转向背面，分布于手背桡侧半和桡侧两个半指近节背面的皮肤。深支穿旋后肌至前臂后面，分支支配前臂后群肌。理解肱骨中段或下端骨折桡神经损伤表现。

（6）胸长神经：在胸侧壁前锯肌表面下行的一条细长神经即胸长神经，支配前锯肌和乳房。

（7）胸背神经：在肩胛骨外侧缘可见胸背神经与同名动脉伴行，下行支配背阔肌。

4. 胸神经前支　在整尸标本上，从胸壁外面找到已解剖的肋间隙，观察肋间神经，可见其都沿相应肋下缘前行，与肋间后动脉、静脉伴行。上11对位于相应肋间隙，称肋间神经；第12对居第12肋下方，叫肋下神经。在整尸浅层标本上，沿腋前线和正中线两侧，寻找肋间神经皮支，计数胸骨角、乳头、剑突、肋弓、脐与耻骨联合连线中点平面穿出的前皮支序数，观察皮支节段性分布特点。上6对肋间神经分支分布于肋间肌、壁胸膜、胸壁皮肤和乳房；下5对肋间神经和肋下神经分支分布于肋间肌、腹前外侧壁肌、胸腹壁皮肤和壁胸膜、腹膜。

5. 腰丛　在整尸与盆下肢血管神经标本上找到腰大肌，观察位于其后面、腰椎横突前方的腰丛（胸12、腰1～4前支构成）。追踪腰丛的分支：髂腹下神经、髂腹股沟神经、股外侧皮神经、生殖股神经、股神经和闭孔神经。

（1）股神经：在腰大肌与髂肌之间可找到粗大的股神经，它是腰丛的最大分支，下行经腹股沟韧带深面、股动脉上端的外侧至股前部，立即分为数支，分支支配大腿前群肌，皮支分布于股前部及股内侧部下份的皮肤，伴股动脉、股静脉下降的细长支为隐神经，在膝关节以下与大隐静脉伴行，分布于小腿内侧面和足内侧缘的皮肤。

（2）闭孔神经：在腰大肌内侧缘与闭孔闭膜管处探查闭孔神经，可见其自腰丛发出后，与闭孔动脉伴行，穿闭孔至大腿内侧，支配大腿内侧肌群，皮支分布于大腿内侧面皮肤。

（3）其他神经：在腹后壁内面寻找自上而下斜行走向的肋下神经、髂腹下神经、髂腹股沟神经、股外侧皮神经、生殖股神经，向远端追踪其走行路径。

6. 骶丛 在整尸与盆下肢血管神经标本上找到梨状肌，位于骶骨和梨状肌前面粗大的神经即骶丛，由腰骶干（第4腰神经前支一部分和第5腰神经前支合成）与全部的骶、尾神经前支构成。骶丛主要分支有臀上神经、臀下神经、阴部神经和坐骨神经、股后皮神经。

（1）臀上神经：翻开臀大肌，辨认梨状肌和臀中肌，再将臀中肌翻起，则可看到臀上神经、臀上动静脉。臀上神经、血管穿梨状肌上孔出盆腔至臀部，行于臀中、小肌之间，支配臀中、小肌和阔筋膜张肌。

（2）臀下神经：伴臀下血管从梨状肌下孔穿出，分为数支，从臀大肌深面进入该肌，支配臀大肌。

（3）阴部神经：从梨状肌下孔的最内侧穿出，绕坐骨棘，穿经坐骨小孔到达会阴部，分布于会阴部（包括肛门和外生殖器）的肌肉和皮肤。

（4）坐骨神经：从梨状肌下孔穿出骨盆的粗大神经，即坐骨神经，从臀大肌深面向外下走行，经坐骨结节与股骨大转子之间下行至股后部，分支支配大腿后肌群，其主干继续下行至腘窝上角分为两支，内侧支为胫神经，外侧支为腓总神经。描绘坐骨神经主干投影，理解坐骨神经痛的临床表现。

胫神经：由坐骨神经主干直接向下延续而来，经腘窝至小腿浅、深层肌之间，与胫后血管伴行，经内踝后方至足底内侧缘分为足底内、外侧神经。胫神经沿途分支支配小腿后肌群和足底肌；皮支分布于小腿后面内侧份、足底的皮肤。理解胫神经受损后运动与感觉障碍。

腓总神经：沿腘窝上外侧界下行，绕腓骨颈外侧面，穿腓骨长肌分为腓深神经和腓浅神经。腓深神经与胫前动脉伴行，分布于小腿前群肌和足背肌及第1、2趾背面相对缘皮肤；腓浅神经走行于腓骨长、短肌之间，分支支配此二肌。主干继续下行，在小腿下部穿深筋膜，分布于小腿外侧面下份、足背和2~5趾背皮肤。理解腓总神经受损后运动与感觉障碍。

〖练 习 题〗

1. 试述脊神经前根和前支、后根和后支的纤维成分有何不同。

2. 试述颈丛皮支的特点与分支、分布。

3. 试述膈神经的行程与分布。

4. 试述臂丛的构成与分支。

5. 试述胸神经前支的节段性分布特点。

6. 试述上肢各肌群分别由哪些神经支配。

7. 试述腕骨骨折易损伤哪些神经,出现什么症状?

8. 试述下肢各肌群分别由什么神经支配。

9. 试述腰丛的构成、位置与分支。

10. 试述骶丛的位置、构成与分支。

11. 肱骨外科颈、肱骨中段、肱骨下端、腓骨上端骨折时,可能分别伤及何神经? 出现何症状?

12. 名词解释

脊神经节 _____

_____

臂丛 _____

_____

腰骶干 _____

_____

13. 填图:臂丛

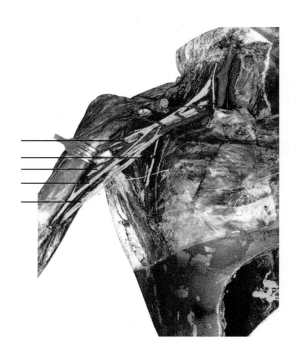

（丁红梅）

第二节 脑 神 经

一、概 述

脑神经共 12 对,均与脑相连。每一对脑神经的序号都通常用罗马数字表示。即:Ⅰ嗅神经、Ⅱ视神经、Ⅲ动眼神经、Ⅳ滑车神经、Ⅴ三叉神经、Ⅵ展神经、Ⅶ面神经、Ⅷ前庭蜗神经(也称位听神经)、Ⅸ舌咽神经、Ⅹ迷走神经、Ⅺ副神经、Ⅻ舌下神经。脑神经序号和名称的记忆口诀:一嗅二视三动眼,四滑五叉六外展,七面八听九舌咽,迷副舌下十二全。脑神经的成分复杂,有七种纤维成分:一般躯体感觉纤维、特殊躯体感觉纤维、一般内脏感觉纤维、特殊内脏感觉纤维、一般躯体运动纤维、一般内脏运动纤维(副交感纤维)、特殊内脏运动纤维。但是并非每对脑神经都含有七种纤维成分。Ⅰ、Ⅱ、Ⅷ对脑神经仅含感觉纤维;Ⅲ、Ⅳ、Ⅵ、Ⅺ、Ⅻ对脑神经仅含运动纤维;Ⅴ、Ⅶ、Ⅸ、Ⅹ对脑神经中既含感觉纤维,又含运动纤维。

脑神经中感觉纤维的神经元胞体位于脑外,大多数聚集成节,叫脑神经节。它的性质和脊神经节相同,均为感觉性神经节。与脑神经相关联的神经节还有副交感神经节,是内脏运动性的,不属于脑神经。脑神经中的副交感纤维(即节前纤维)从脑发出后,先终止于这些副交感神经节,由节内的神经元再发出纤维(即节后纤维)分布到效应器。

通过实验,掌握 12 对脑神经位置、纤维成分、行程、分支分布,理解其结构与功能的关系。

二、实验目的与要求

1. 观察 12 对脑神经出入颅的孔、裂与连于脑的部位,查看筛孔处嗅丝(嗅神经)的分布及其入颅内相连的嗅球。

2. 观察视神经的起始、在眼眶内的走行与颅内视神经交叉、视束。

3. 辨认眼眶内动眼神经上下支、泪腺神经、额神经、鼻睫神经、展神经、滑车神经在眶内的走行分布、查看睫状神经节。

4. 观察三叉神经节的位置及与其相连的眼神经、上颌神经、下颌神经,查看动眼神经、滑车神经、眼神经与上颌神经穿经海绵窦处的位置关系。

5. 观察耳颞神经、颊神经、舌神经、下牙槽神经的走行、分布,查看鼓索加入舌神经处、耳颞神经与脑膜中动脉的位置关系。

6. 辨认眶上神经、眶下神经、颏神经穿出面部的位置与分布范围。

7. 观察面神经在面神经管内的行程与其在头面部的分支分布。

8. 查看前庭蜗神经的行程及分布。

9. 观察舌咽神经及其发出的舌支、颈动脉窦支。

10. 观察迷走神经,追踪其在颈部、胸部、腹部的行程、分支,查看喉上神经、喉返神经、食管丛、迷走神经前后干和胃前、后支的走行、分布。

11. 查看副神经的行程、分布,至胸锁乳突肌与斜方肌的分支。

12. 观察舌下神经的行程、分支与分布。

三、实 验 内 容

(一) 标本及教具

1. 标本

(1) 湿颅底标本 2 个(示 12 对脑神经及其出入颅的部位)。

(2) 眶标本 2 个(示视神经、动眼神经、滑车神经、展神经)。

(3) 头颈部标本深层 4 个(示嗅神经、三叉神经、舌咽神经、迷走神经、副神经、舌下神经的分支、分布范围)。

(4) 面侧区标本 2 个(示面神经)。

(5) 整尸 1 具(示迷走神经的行程、分支与分布范围)。

2. 模型

(1) 头颈部模型 2 个(原位显示嗅神经、面神经、三叉神经的位置、分支)。

(2) 耳的模型 2 个(原位显示前庭蜗神经)。

(二) 实验过程

1. 12 对脑神经出入颅与连于脑的部位　在湿颅底标本上观察 12 对脑神经及其出入颅的部位。

2. Ⅰ嗅神经　在头颈正中矢状切开的标本上观察鼻中隔上部,可见形似树根的细丝状结构,即嗅神经,向上穿筛孔进入颅腔,终止于端脑的嗅球。嗅神经仅含内脏感觉纤维,传导嗅觉冲动。

3. Ⅱ视神经　在去除眼眶上壁和外侧壁的标本上观察:可见眼眶内一条粗大呈圆柱状的神经连于眼球后部,即视神经。它向后经视神经管入颅中窝,连于视交叉,向后续为视束,终止于间脑的外侧膝状体。视神经仅含有躯体感觉纤维,传导视觉冲动。

4. Ⅲ动眼神经　在脑干与脑神经模型上观察,动眼神经含躯体运动纤维和副交感纤维(节前纤维),它们分别起于中脑的动眼神经核和动眼神经副核。其躯体运动纤维支配上直肌和提上睑肌、内直肌、下直肌和下斜肌;副交感纤维经睫状神经节换元后发出节后纤维至眼球,支配瞳孔括约肌和睫状肌。

在眶标本上辨认眼外肌,找到上直肌,向上翻起,可见其下面的后份有一条神经进入该肌,为动眼神经的分支。继续辨认内直肌、下直肌和下斜肌,可见进入此三肌的动眼神经分支。在视神经后部与外直肌之间有一个稍膨大的结构,叫睫状神经节(属副交感神经节)。它与动眼神经的下斜肌支相连。动眼神经含躯体运动纤维和副交感纤维(节前纤维),支配上直肌和提上睑肌、内直肌、下直肌和下斜肌;副交感纤维在睫状神经节换元,由此节发出节后纤维至眼球,支配瞳孔括约肌和睫状肌。理解动眼神经损伤表现。

5. Ⅳ滑车神经、Ⅵ展神经　在脑干与脑神经模型上观察,滑车神经和展神经含躯体运动纤维,分别起于中脑的滑车神经核和脑桥的展神经核,均穿过海绵窦、经眶上裂入眶,分别支配上斜肌和外直肌。

在眶标本上找到上斜肌,在该肌上缘偏后部,可见一条较细的神经进入该肌,即滑车神经,支配上斜肌;找到切断的外直肌,将该肌的后半翻向后,可见外直肌内侧有一条神经进入该肌,即展神经,支配外直肌。

6. Ⅴ三叉神经　在脑干与脑神经模型上观察,三叉神经是最大的脑神经,连于脑桥,含有躯体感觉纤维和躯体运动纤维。躯体感觉纤维的胞体在颞骨岩部近尖端处前面的三叉神经压迹处聚集成三叉神经节(假单极神经元),中枢突入脑后终止于三叉神经脑桥核和三叉神经脊束核;周围突组成三大分支,即眼神经、上颌神经和下颌神经,分布于头面部的皮肤和黏膜,传导一般躯体感觉冲动;躯体运动纤维起于脑桥的三叉神经运动核,最后加入下颌神经,支配咀嚼肌。

在头颈部标本与模型上观察三叉神经(模型上有关神经的结构均染为黄色)。

在颅底找到垂体窝,观察海绵窦的位置,可见其内有颈内动脉穿行。在颈内动脉前方、视神经管处为粗大的视神经。紧邻颈内动脉外侧壁处有 3 条较细的神经,从上往下依次是动眼神经、滑车神经和展神经。在颈内动脉外下方,颞骨岩部尖端可见到一个膨大的神经节,叫三叉神经节。此神经节向上后连于脑的粗短神经是三叉神经根。三叉神经节向下方发出三大分支,从前上内至后下外依次是眼神经、上颌神经和下颌神经。

眼神经:穿海绵窦外侧壁,经眶上裂入眶,在眶上裂附近分为三支:即额神经、泪腺神经和鼻睫神经。额神经走在提上睑肌上面,又分为两支,其中较大、偏外侧的一支,叫眶上神经,经眶上切迹至额顶部皮肤;泪腺神经沿外直肌上缘行向前至泪腺,鼻睫神经位置较深,模型未显示,待后在标本上观察。

上颌神经:穿海绵窦外侧壁,经圆孔至翼腭窝。其主干经眶下裂入眶,改名为眶下神经,沿眶下沟,眶下管前行,出眶下孔至面部。在翼腭窝内,上颌神经向前上分出一支颧神经,由颧神经分出一小支至泪腺神经,向前下发出上牙槽神经后支,沿上颌骨体后面斜向前下;向下发出两支很细短的神经,叫神经节支(或称翼腭神经),连于一个神经节。该节叫翼腭神经节(位于翼腭窝内,属副交感神经节)。

下颌神经:自三叉神经节发出后,向下穿卵圆孔达颞下窝。在靠近卵圆孔下方,它向前下发出一支至颊肌表面,叫颊神经,分布于颊部黏膜皮肤(注意:它并不支配颊肌);向后发出两条细分支,夹持脑膜中动脉,行向后下,然后会合成一条神经,叫耳颞神经。下颌神经向下分成两条较大的终支:前方较小的是舌神经;后方较大的是下牙槽神经,经下颌孔入下颌管,分支分布于下颌牙和牙龈,其终支出颏孔,叫颏神经。此外,下颌神经还发出许多细小的肌支至咀嚼肌,不必深究。

　　注意小结三叉神经分布范围:眼神经分支分布于睑裂至颅顶部的皮肤、眶内结构、部分鼻黏膜和皮肤,上颌神经分支分布于睑裂与口裂之间的皮肤、腭、鼻黏膜及上颌牙、牙龈等,下颌神经分支分布于颞部和口裂以下面部的皮肤、颊部的皮肤和黏膜、舌前2/3和口腔底的黏膜、下颌牙和牙龈,理解三叉神经损伤表现。

　　7. Ⅶ面神经　在脑干与脑神经模型上观察,面神经主要含有三种纤维:躯体运动纤维起于脑桥的面神经核,支配镫骨肌、面肌和颈阔肌;一般内脏运动纤维(副交感纤维)起于脑桥的上泌涎核,一部分纤维经岩大神经止于翼腭神经节,由此节发出节后纤维至泪腺、鼻腭黏膜腺,另一部分纤维经鼓索加入舌神经,在下颌下神经节换神经元至下颌下腺和舌下腺;控制腺体的分泌活动;特殊内脏感觉纤维的胞体聚集成膝神经节,其中枢突入脑终止于孤束核;周围突经鼓索加入舌神经,分布于舌前2/3的味蕾,传导味觉冲动。

　　(1)在面侧深区标本或耳模型上观察面神经:先找到内耳门、内耳道、内耳道底、鼓室,然后在前庭窗后上方找到面神经管,可见其一端连于内耳道底,另一端为茎乳孔,面神经由此出颅。面神经管起始处(靠近内耳道底处)有膨大的膝神经节。面神经在面神经管内分支有岩大神经、镫骨肌神经和鼓索,逐一观察。岩大神经在膝神经节处发出,止于翼腭窝内的翼腭神经节,由此节发出节后纤维至泪腺、鼻腭黏膜腺;鼓索较细,在面神经出茎乳孔之前发出,进入鼓室,向前穿岩鼓裂连于舌神经,经下颌下神经节换神经元至下颌下腺和舌下腺。

　　(2)在面部浅层肌肉神经血管模型上观察面神经的管外分支:在腮腺前缘呈放射状排列的神经是面神经出茎乳孔后的管外分支。向上方走行的叫颞支,支配额肌和眼轮匝肌等;向前上走行的叫颧支,支配颧部的面肌;向前走行的是颊支,支配颊肌和口轮匝肌等;行向前下方的为下颌缘支,沿下颌骨下缘前行,支配下唇各肌;下行至颈部的叫颈支,支配颈阔肌。理解面神经管内及管外损伤表现。

　　8. Ⅷ前庭蜗神经　在脑干与脑神经模型上观察,蜗神经和前庭神经含躯体感觉纤维,其神经元(双极神经元)的胞体分别在蜗轴内和内耳道底聚集成蜗神经节和前庭神经节,两者的中枢突分别组成蜗神经和前庭神经,进入脑桥,分别终止于蜗神经核和前庭神经核。

　　在塑料耳模型上观察,黄色标示的条索状结构为神经,连于蜗底的神经叫蜗神经,连于前庭和膜壶腹的神经叫前庭神经,二者合称为前庭蜗神经,分别起自蜗神经节和前庭神经节,经内耳道、内耳门入颅腔;周围突分别分布至螺旋器和椭圆囊斑、球囊斑、壶腹嵴,分别传导听觉和平衡觉冲动。

　　9. 迷走神经、副神经、舌咽神经、舌下神经　先在脑干与脑神经模型上观察,Ⅸ舌咽神经:含有四种纤维成分。其躯体运动纤维起于疑核,支配茎突咽肌;副交感纤维起于下泌涎核,经鼓室神经、岩小神经至耳神经节(位于卵圆孔下方,下颌神经的内侧),由耳神经节发出节后纤维分布于腮腺;内脏感觉纤维的胞体在颈静脉孔处聚集成下神经节,其中枢突终止于延髓的孤束核,周围突分布于咽、软腭、鼓室、咽鼓管、舌后1/3等处黏膜与味蕾、颈动脉窦和颈动脉小球;躯体感觉纤维的胞体聚集成上神经节(下神经节上方),其中枢突止于三叉神经脊束核,周围突分布于耳后皮肤。

　　Ⅹ迷走神经:含有四种纤维成分:躯体运动纤维起于疑核,支配咽喉肌;副交感纤维起于迷走神经背核,换神经元后分布至颈、胸、腹部的大部分器官(包括肝、胆囊、肾、脾、胰及结肠左曲以上的消化管),控制平滑肌,心肌和腺体的活动;内脏感觉纤维的神经元胞体聚集成下神经节,其中枢突终止于延髓的孤束核,周围突分部于颈、胸、腹部的大部分器官,传导内脏感觉冲动;躯体感觉纤维的神经元胞体聚集成上神经节(颈静脉孔处),其中枢突止于三叉神经脊束核,周围突分布于耳廓、外耳道的皮肤和硬脑膜。

Ⅺ副神经:含躯体运动纤维,由颅根和脊髓根组成,颅根起于疑核的尾端;脊髓根起于脊髓颈段副神经脊髓核,自脊神经前、后根之间出脊髓,脊髓根上升经枕骨大孔入颅腔,与颅根合成副神经。副神经经颈静脉孔出颅后,两根分开,颅根加入迷走神经,支配咽喉肌;脊髓根支配胸锁乳突肌和斜方肌。

Ⅻ舌下神经:含躯体运动纤维,起于延髓内的舌下神经核,支配舌肌。

接下来在颈深层标本上观察:

先认清颈内动脉和颈外动脉,找到副神经和舌下神经。在颈内动脉后方斜向后外下至胸锁乳突肌的神经是副神经(副神经向下进入斜方肌),从颈外动脉下段浅面跨过的神经是舌下神经,弓形向前至舌,分布于舌肌。理解舌下神经损伤表现。在颈内动脉后方找到茎突及其连到咽侧壁的茎突咽肌,紧贴该肌下缘后部较细的神经,即舌咽神经,分布于舌后1/3黏膜与味蕾。在颈内动脉、静脉之间的后方寻找较粗大的神经,即迷走神经(注意与交感干区别,交感干的位置偏后,下段较细,上段有明显膨大的神经节)。迷走神经上段稍膨大,为下神经节,由此节向前下发出一个分支,叫喉上神经。喉上神经于舌骨大角处分为喉内支与喉外支:喉内支穿甲状舌骨膜入喉,分布于声门裂以上的喉黏膜;喉外支支配环甲肌。

在整尸标本上观察迷走神经的行程和分支。

颈部走行与分支:迷走神经在颈部上段行于颈内动脉和颈内静脉之间的后方,发出分支喉上神经(见上段的描述),迷走神经在颈部下段走在颈总动脉和颈内静脉之间的后方,经胸廓上口进入胸腔。

胸部走行与分支:左右迷走神经在胸腔走行略不同。左右迷走神经分别跨主动脉弓左前方和右锁骨下动脉的前面,经肺根后方下行,左右迷走神经分别至食管的前面和后面,构成食管前丛和食管后丛,至食管胸段下端,左迷走神经由食管前丛延续为迷走前干,右迷走神经由食管后丛延续为迷走后干,分别经食管前方和后方,穿食管裂孔入腹腔。

左、右迷走神经在跨过主动脉弓和右锁骨下动脉前面处发出喉返神经,左喉返神经勾绕主动脉弓,右喉返神经勾绕右锁骨下动脉,两者再分别向上,行于气管和食管之间的两侧沟内,至喉的下缘,改称为喉下神经。喉返神经分布于声门裂以下的喉黏膜和支配除环甲肌以外的所有喉肌。

腹部走行与分支:在贲门处找到迷走神经前干与后干,前干发出沿胃小弯走行的胃前支与走向肝门处的肝支;后干发出沿胃小弯走行的胃后支与走向腹腔干的腹腔支。胃前支、胃后支分支至胃前、后壁,在幽门部形成"鸦爪形"分支。

〖练 习 题〗

1. 将脑神经序号、名称、连脑位置、进出颅部位、纤维成分、起核、终核、分布及功能列表。

2. 分布于视器和舌的脑神经各有哪些？有何功能？

3. 试述三叉神经的分布范围,损伤表现。

4. 试述一侧动眼神经损伤会有什么表现。

5. 试述面神经在面神经管内与面部的分支,一侧面神经损伤有什么表现？

6. 试述前庭蜗神经的功能与损伤表现。

7. 试述舌咽神经的纤维成分与分布范围。

8. 试述迷走神经的纤维成分、主要分支及分布。

9. 试述一侧舌下神经损伤有什么表现。

10. 名词解释

三叉神经节＿＿＿＿＿＿＿＿＿＿＿＿＿＿＿＿＿＿＿＿＿＿＿＿
＿＿＿＿＿＿＿＿＿＿＿＿＿＿＿＿＿＿＿＿＿＿＿＿＿＿＿＿＿

膝神经节＿＿＿＿＿＿＿＿＿＿＿＿＿＿＿＿＿＿＿＿＿＿＿＿＿
＿＿＿＿＿＿＿＿＿＿＿＿＿＿＿＿＿＿＿＿＿＿＿＿＿＿＿＿＿

鼓索＿＿＿＿＿＿＿＿＿＿＿＿＿＿＿＿＿＿＿＿＿＿＿＿＿＿＿＿
＿＿＿＿＿＿＿＿＿＿＿＿＿＿＿＿＿＿＿＿＿＿＿＿＿＿＿＿＿

"鸦爪形"分支＿＿＿＿＿＿＿＿＿＿＿＿＿＿＿＿＿＿＿＿＿＿＿
＿＿＿＿＿＿＿＿＿＿＿＿＿＿＿＿＿＿＿＿＿＿＿＿＿＿＿＿＿

11. 填图:颈部的脑神经

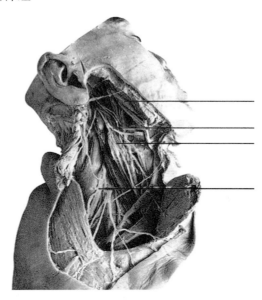

（丁红梅）

第三节　内脏神经系统

一、概　　述

内脏神经分布于内脏、心血管与腺体,包括内脏运动神经与内脏感觉神经。内脏运动神经包括交感和副交感两种,交感神经的低级中枢位于脊髓胸 1 ~ 腰 3 节段的灰质侧柱的中间外侧核,交感神经的周围部包括交感干、交感神经节,以及由此节发出的分支和交感神经丛等。交感神经节分为椎旁神经节与椎前神经节,节前、节后纤维随脊神经分布。副交感部的低级中枢位于脑干的一般内脏运动核和脊髓骶部第 2 ~ 4 节段灰质的骶副交感核,纤维分别经第 Ⅲ、Ⅶ、Ⅸ、Ⅹ 对脑神经与盆丛分布。交感神经与副交感神经对同一器官的作用既相互拮抗又相互统一。内脏感觉神经随交感神经、迷走神经、舌咽神经和骶副交感神经分布于内脏器官,中枢突至脑干孤束核与脊髓后角,内脏感觉具有痛阈较高、弥散等特点。

通过实验观察,掌握内脏神经系统的构成与分布,理解内脏神经系统的结构与功能的关系。

二、实验目的与要求

1. 观察内脏神经系统的基本组成、分布概况。

2. 观察交感干、椎旁节、椎前节、内脏大神经、内脏小神经、灰交通支、白交通支构成,位置及形态。

3. 观察颅部副交感神经节、节前节后纤维的分布,辨认心丛、腹腔丛、上腹下丛、盆丛、盆内脏神经。

4. 观察内脏感觉神经的分布,理解内脏痛与牵涉痛。

三、实 验 内 容

（一）标本及教具

1. 标本

（1）整尸1具(示交感干、椎旁节、椎前节、内脏大神经、内脏小神经、心丛、腹腔丛、盆丛)。

（2）头颈部脑神经标本2个(示副交感神经节)。

2. 模型　植物神经系2个,脑神经核2个。

（二）实验过程

1. 交感神经的基本组成　在植物神经系模型与整尸标本上观察交感干,在脊柱两侧前方找到左右交感干,可见它呈链状,局部膨大的结构是交感干神经节(椎旁神经节),节与节之间的神经称节间支。查看椎旁神经节的数目,向下观察可见左右交感干逐渐向中线靠拢,在尾骨的前方合成奇神经节。观察交感干与脊神经之间的交通支,即白交通支与灰交通支。在模型上辨认较粗的白交通支,有15条,连于脊神经与交感干之间,较细的为灰交通支,31条,连于交感干与脊神经之间。

在脊柱两侧,从上至下辨认颈上、中、下神经节。在第七颈椎横突前方,右锁骨下动脉后方可见一个很大的神经节,叫颈胸神经节(由颈下神经节和第一胸神经节融合而成)。紧接该节下方的是第二胸神经节。

每个胸神经节与相应的肋间神经(胸神经前支)之间连有两条交通支。可见从第六、七、八、九胸神经节各发出一个分支走向下前内侧,合成一条神经,叫内脏大神经,穿膈肌下行入腹腔,终止于腹腔干两侧的腹腔神经节;从第十、十一胸神经节各发出一个分支合成内脏小神经,穿膈肌下行入腹腔,终止于腹主动脉和肾动脉交角处的主动脉肾神经节。在肠系膜上、下动脉根部附近还可看到肠系膜上、下神经节。由第一、二、三腰神经节各发出一分支,称腰内脏神经,斜向下内前至腹主动脉丛,终止于肠系膜下神经节。腹腔神经节、主动脉肾神经节、肠系膜上神经节、肠系膜下神经节都位于脊柱的前方,统称椎前神经节。在腰大肌上段的内前方,找到位于脊柱腰段两侧的交感干,可见略微膨大的第一、二、三腰神经节。在右髂内动脉起始段的内侧有第五腰神经节。向下追踪,在骶骨前面还可见到第一、二骶神经节。

在模型上观察节前、节后神经元与其间的节前纤维及由节后神经元至脏器的节后纤维走向,节前纤维可经白交通支到达椎旁节或其上、下的椎旁节或者穿过椎旁节至椎前节。椎旁神经节或椎前神经节发出的节后纤维经灰交通支随脊神经分布或攀附在血管周围随血管分布或由交感神经节直接分支分布于脏器。

在模型上继续观察交感神经中枢部,观察位于脊髓胸1～腰3节段灰质侧角的交感神经低级中枢部位(节前神经元),由低级中枢发出至椎旁神经节和椎前神经节的是节前纤维,理解交感神经节前纤维来源与节后纤维分布规律。

2. 副交感神经基本组成　在植物神经系模型上观察动眼神经副核、上泌涎核、下泌涎核、迷走神经背核,这些核团为副交感神经的低级中枢,即节前神经元,发出的节前纤维随动眼神经、面神经、舌咽神经、迷走神经走行。在模型上,找到与上述神经相连的睫状神经节、翼腭神经节、下颌下神经节、耳神经节,这些器官旁节(节后神经元)发出分支分布于相应脏器。

在眶标本上,于外直肌后方的内侧找到睫状神经节,可见动眼神经的副交感节前纤维终止于此节,由此节发出节后纤维支配瞳孔括约肌和睫状肌。

在面侧区标本上,可见面神经向前发出的岩大神经,其副交感节前纤维终止于翼腭窝内的翼腭神经节,该节发出节后纤维支配泪腺、鼻腭黏膜腺。在下颌骨体截断处找到连于舌神经下方的下颌下神经节。面神经的鼓索加入舌神经终止于下颌下神经节。由此节发出节后纤维支配下颌下腺和舌下腺。

在面侧区标本上卵圆孔下方,下颌神经内侧,可见舌咽神经中的副交感节前纤维终止于耳神经节,由此节发出节后纤维支配腮腺。

在整尸标本上找到迷走神经,它在颈部和胸部发出很多分支,与交感干的分支交织形成许多丛,如咽丛、心丛、肺丛、食管丛等。左右迷走神经以迷走前干和迷走后干的方式伴随食管穿膈肌入腹腔,参与组成腹腔内的神经丛。迷走神经分支到达结肠左曲以下的消化管,在器官壁内的神经节(即器官内节)换元后分布于胸、腹腔脏器。

在植物神经系模型上,观察骶副交感核(副交感神经的低级中枢,节前神经元),观察节前纤维随骶神经出骶前孔,查看它们向前发出的盆内脏神经(节前纤维),向前走行,参与组成盆丛(位于直肠两侧),分布于盆腔器官。

3. 内脏神经丛 在植物神经系模型上,寻找主动脉弓下方和气管杈前方的心丛、肺根前后方的肺丛,腹腔干和肠系膜上动脉根部的腹腔丛、腹主动脉两侧及前面的腹主动脉丛、左右髂总动脉之间、第五腰椎前方的上腹下丛、直肠两侧的盆丛(下腹下丛),上述各丛之间均有纤维联系。

4. 内脏感觉神经 存在于脊神经和脑神经中,不仅参与组成内脏神经丛,也参与交感神经和副交感神经结构的组成。注意理解牵涉痛的特点。

〖练 习 题〗

1. 试述内脏神经的构成与分布范围?

2. 试述内脏运动神经与躯体运动神经的区别。

3. 试述白交通支与灰交通支的不同,各含什么纤维成分?

4. 试述内脏大神经、内脏小神经的行程,所含有的纤维成分。

5. 试述交感神经和副交感神经相关的神经节有哪些?

6. 试述交感神经节前纤维与节后纤维的分布规律。

7. 试述交感神经和副交感神经的低级中枢各位于何处? 比较二者的异同点。

8. 试述副交感神经到达盆腔脏器的途径。

9. 试述内脏痛的特点。

10. 名词解释
节前神经元_____

_____

椎旁神经节_____

_____

椎前神经节_____

_____

交感干_____

_____

牵涉痛_____

_____

（丁红梅）

第三章　神经传导通路

一、概　　述

神经传导通路有感觉传导通路和运动传导通路两种类型。感觉传导通路主要包括躯干四肢深感觉(本体感觉和皮肤的精细触觉,其中本体感觉包括肌、腱和关节的位置觉、运动觉、振动觉)、浅感觉(痛、温觉和触觉)传导通路,头面部浅感觉(痛、温觉和触觉)传导通路,视觉传导通路和听觉传导通路。运动传导通路管理骨骼肌的随意运动,通过锥体系神经传导通路来实现。锥体系主要有皮质脊髓束和皮质核束组成。皮质脊髓束和皮质核束均有上、下两级神经元。皮质脊髓束上运动神经元的胞体位于大脑皮质内,发出的轴突组成的纤维下行至脊髓;下运动神经元的胞体位于脊髓前角,所发出的轴突参与脊神经的组成。皮质核束上运动神经元的胞体也位于大脑皮质内,发出的轴突组成的纤维下行至脑干;下运动神经元的胞体位于脑干神经核团内,所发出的轴突参与脑神经的组成。因为皮质脊髓束和皮质核束在下行的过程中通过延髓锥体,故名为锥体束。

通过观察上述结构,为临床神经系统疾病的定位诊断提供解剖学基础。

二、实验目的与要求

1. 观察躯干四肢本体感觉传导路中的"三级神经元"、内侧丘系交叉和产生本体感觉的部位。

2. 观察躯干四肢痛、温觉和粗触觉传导路中的"三级神经元"、纤维交叉和产生痛温觉和粗触觉感觉的部位。

3. 观察视觉传导路中视觉信息所经过的"三级神经元",识别视觉感受器和视觉中枢所在部位。

4. 观察听觉传导路中听觉信息所经过的"四级神经元",识别听觉感受器和听觉中枢所在部位。

5. 观察锥体系运动传导路中运动信息发出的部位和所经过的神经元。

6. 掌握上、下两级神经元支配的情况。

7. 熟悉瞳孔对光反射的途径。

三、实　验　内　容

(一) 标本及教具

1. 标本

(1) 整脑(示视交叉、视束和外侧膝状体) 2 个。

(2) 剥离端脑(示视辐射) 1 个。

2. 模型　铁丝笼 2 个和电动模型 2 个示感觉(上行)传导通路、锥体系、锥体外系、视觉传导通路和听觉传导通路。

(二) 实验过程

1. 躯干四肢本体感觉传导通路　在感觉传导通路的模型上,此传导通路为蓝色标识的神经核和纤维束。此通路第一级神经元胞体位于脊神经节内。其周围突(蓝色)分布至肌、腱、关节等处的本体感受器,中枢突经后根进入脊髓后索转向上行,参与组成薄束和楔束,注意:在后索中,楔束走在薄束外侧。第二级神经元胞体为延髓薄束核和楔束核。由薄束核和楔束核发出的二级纤维绕中央灰质向前内侧走行,并且于中央灰质前方中线处,双侧纤维交叉并转向上行,组成内侧丘系。第三级神经元胞体位于背侧丘脑腹后外侧核,由此发出的三级纤维经内囊后脚上行,投射到大脑皮质中央后回中上部和中央旁小叶后部。

2. 躯干四肢痛、温觉和粗触觉感觉传导通路　在感觉传导通路的模型上,此传导通路为蓝色标识的神经核和纤维束。此传导通路第一级神经元胞体位于脊神经节内。其周围突(蓝色)分布至皮肤;中枢突经后根入脊髓后行向前,止于后角。第二级神经元胞体位于脊髓后角,其发出第二级纤维上行越边经白质前连合至对侧。第三级神经元胞体位于背侧丘脑腹后外侧核,由此核发出第三级纤维,经内囊后脚上行,投射到大脑皮质中央后回的中上部和中央旁小叶后部。

3. 头面部痛、温觉和粗触觉感觉传导通路　在感觉传导通路的模型上,此传导通路为蓝色标识的神经核和纤维束。此传导通路第一级神经元胞体位于三叉神经节内。其纤维(蓝色):周围突分布至头面部皮肤,口腔及鼻黏膜等处的感受器;中枢突经三叉神经进入脑桥。第二级神经元位于三叉神经脑桥核,由此核发出第二级纤维越边至对侧上行,组成三叉丘系一部分。三叉丘系上行,在中脑位于脊髓丘系背侧,终止于第三级神经元背侧丘脑腹后内侧核。由此核发出第三级纤维,经内囊后脚,投射到大脑皮质中央后回下部。

4. 听觉传导通路　在听觉传导通路模型上,首先辨认螺旋神经节、蜗神经核、下丘和内侧膝状体。此通路的第一级神经元(双极细胞)胞体在蜗轴中聚集成蜗神经节,其周围突分布至螺旋器;中枢突组成蜗神经,入脑后终止于第二级神经元蜗神经前核和蜗神经后核。由此二核发出的二级纤维:一部分越边至对侧,组成斜方体,然后转向上行,形成外侧丘系;另一部分不越边,参与同侧外侧丘系的组成。外侧丘系在中脑下部位于三叉丘系的背侧、下丘的腹外侧。第三级神经元为内侧膝状体。由内侧膝状体发出的纤维组成听辐射,经内囊后脚投射到大脑皮质的颞横回。

5. 视觉传导通路及瞳孔对光反射通路

(1)视觉传导通路:在视觉传导通路模型上,观察眼球及其相连的视神经,发自视网膜颞侧半(外侧半)的纤维(黄色)经视神经到视交叉,在视交叉处不越边,加入同侧视束;发自视网膜鼻侧半(内侧半)的纤维(蓝色)在视交叉处越边,加入对侧视束。视束绕大脑脚向后走,终止于外侧膝状体。由外侧膝状体发出的纤维组成视辐射,经内囊后脚投射到枕叶距状沟两侧的皮质。

(2)瞳孔对光反射通路:首先辨认中脑顶盖前区、动眼神经副核和睫状神经节。瞳孔对光反射是视觉反射的一种。它表现为:当视网膜受到强光刺激时,出现瞳孔缩小的反应。主要原因为:视束中除一部分纤维终止外侧膝状体上,还有一部分纤维继续向后,终止于顶盖前区(瞳孔对光反射中枢)。由一侧顶盖前区发出纤维(红色)至双侧动眼神经副核。由动眼神经副核发出副交感节前纤维(黄色)加入动眼神经,最后终止于睫状神经节,继而由此神经节发出副交感节后纤维至瞳孔括约肌。仔细查看顶盖前区发出的纤维与两侧动眼神经副核的联系。

6. 锥体系

(1)皮质脊髓束:在运动传导通路的模型上,观察用红色显示的神经核和纤维束。观察皮质脊髓束起点:即大脑皮质中央前回的中上部和中央旁小叶前部(大脑冠状切面),其纤维下行经内囊后脚,大脑脚底中部、脑桥基底部、延髓锥体到延髓下端。此时,大部分纤维越边下行组成皮质脊髓侧束;小部分纤维不越边,继续下行,组成同侧的皮质脊髓前束。皮质脊髓侧束在下行途中不断分出纤维终止于同侧的脊髓前角;皮质脊髓前束的纤维终止于脊髓两侧的前角。

（2）皮质核束:在运动传导通路的模型上,观察用红色显示的神经核和纤维束。仔细观察皮质核束发自大脑皮质中央前回的下部(大脑冠状切面),经内囊膝、大脑脚底中部、脑桥基底部下行,沿途不断地分出纤维终止于双侧脑神经运动核,但面神经核和舌下神经核例外。

〖练 习 题〗

1. 核上瘫和核下瘫的临床表现和原因。

2. 试述听觉传导路的组成,纤维交叉部位及特点。

3. 头面部痛、温觉和粗触觉感觉传导路的3级神经元胞体的位置。

4. 运动传导通路包括哪些?

5. 比较躯干和四肢本体感觉,痛、温觉和粗触觉感觉传导通路的主要异同点。

6. 试述视觉传导通路的组成,纤维交叉部位及特点。

7. 试述瞳孔对光反射的途径。

8. 上、下神经元损伤会出现哪些不同的临床症状?

9. 说明脊髓半边横断性损伤的临床表现及原因。

10. 锥体系的组成和功能如何?

11. 左手中指被蚊子咬,用右手拍打。试述这个过程中涉及的传导通路。

12. 名词解释

锥体束 ＿＿＿＿＿＿＿＿＿＿＿＿＿＿＿＿＿＿＿＿＿
＿＿＿＿＿＿＿＿＿＿＿＿＿＿＿＿＿＿＿＿＿＿＿

锥体外系 ＿＿＿＿＿＿＿＿＿＿＿＿＿＿＿＿＿＿＿＿
＿＿＿＿＿＿＿＿＿＿＿＿＿＿＿＿＿＿＿＿＿＿＿

皮质核束 ＿＿＿＿＿＿＿＿＿＿＿＿＿＿＿＿＿＿＿＿
＿＿＿＿＿＿＿＿＿＿＿＿＿＿＿＿＿＿＿＿＿＿＿

上运动神经元与下运动神经元 ＿＿＿＿＿＿＿＿＿＿
＿＿＿＿＿＿＿＿＿＿＿＿＿＿＿＿＿＿＿＿＿＿＿

痉挛性瘫痪 ＿＿＿＿＿＿＿＿＿＿＿＿＿＿＿＿＿＿＿
＿＿＿＿＿＿＿＿＿＿＿＿＿＿＿＿＿＿＿＿＿＿＿

弛缓性瘫痪 ＿＿＿＿＿＿＿＿＿＿＿＿＿＿＿＿＿＿＿
＿＿＿＿＿＿＿＿＿＿＿＿＿＿＿＿＿＿＿＿＿＿＿

瞳孔对光反射 ＿＿＿＿＿＿＿＿＿＿＿＿＿＿＿＿＿＿
＿＿＿＿＿＿＿＿＿＿＿＿＿＿＿＿＿＿＿＿＿＿＿

（郝彦利）

第四章　脑和脊髓的被膜、脑的血管和脑脊液循环

一、概　　述

脑和脊髓的外面包有三层被膜,由外向内依次为硬膜、蛛网膜和软膜。脑和脊髓的三层被膜在枕骨大孔处互相移行。蛛网膜与软膜之间的腔隙,叫蛛网膜下隙(腔),腔隙内含有脑脊液。脊髓的被膜有三层:硬脊膜、脊髓蛛网膜和软脊膜。硬脊膜与椎管内面的骨膜之间的空隙是硬膜外隙,临床上的硬膜外麻醉就是将药物注入此隙。脑的被膜也有三层:硬脑膜、脑蛛网膜和软脑膜。

脑的动脉主要来源于椎动脉和颈内动脉。颈内动脉的分支有大脑前动脉、大脑中动脉和后交通动脉。大脑动脉环位于视交叉、灰结节和乳头体周围,由大脑后动脉、后交通动脉、颈内动脉、大脑前动脉、前交通动脉共同围成。脑的静脉分为浅、深两组。浅静脉位于脑的表面,收集皮质及髓质浅层的静脉血,汇入到上矢状窦、海绵窦和乙状窦。脑的深静脉收集大脑深部的静脉血,最后汇成大脑内静脉和大脑大静脉入直窦。

左右侧脑室脉络丛产生脑脊液,通过室间孔、第三脑室、中脑水管、第四脑室进入蛛网膜下腔,再经过蛛网膜粒回吸收入硬脑膜窦。

通过以上观察,为临床麻醉穿刺和诊断提供解剖学基础。

二、实验目的与要求

1. 观察脑和脊髓被膜的层次名称;脑室的名称和位置。
2. 硬膜外腔、蛛网膜下腔和蛛网膜颗粒的位置,硬脑膜窦的概念;脑脊液的循环途径。
3. 观察大脑镰、小脑幕的位置;海绵窦、上矢状窦、横窦、直窦和乙状窦的位置及汇入;脉络丛的位置、组成和功能。
4. 颈内动脉和椎动脉的行程及其主要分支,大脑前、中、后动脉的分布。
5. 大脑动脉环的组成和位置。

三、实验内容

(一)标本及教具

标本　包含脑和脊髓被膜、血管的标本。

(1)带被膜脊髓(示硬脑膜窦、蛛网膜、软脊膜和硬膜下隙、蛛网膜下隙)。

(2)椎管横断面(经椎间孔,示脊髓的被膜、腔隙和节段性根动脉)。

(3)硬脑膜及硬脑膜窦(示大脑镰、小脑幕、小脑幕切迹、小脑镰、上矢状窦、下矢状窦、直窦、窦汇、乙状窦和横窦)。

(4)湿颅底(示在体的海绵窦及其穿行结构)。

(5)颅底动脉灌注标本(示大脑动脉环、大脑前动脉、前交通动脉、颈内动脉末端、大脑中动脉、大脑后动脉、后交通动脉、基底动脉和椎动脉)。

(6)脑正中矢状切面(示脑室系统及脑脊液循环途径)。

（二）实验过程

1. 脊髓的被膜　在离体脊髓标本上观察。脊髓最外面一层厚而坚韧的结缔组织膜称硬脊膜，观察硬脊膜上端附于枕骨大孔周缘；下端呈盲囊状，平对第二骶椎。紧贴脊髓表面一薄层结缔组织膜为软脊膜，其深入脊髓沟裂，不易与脊髓分离。脊髓蛛网膜在硬脊膜和软脊膜之间，是半透明薄膜。在脊髓蛛网膜和软脊膜之间的间隙即蛛网膜下腔。观察在脊髓下端至第二骶椎水平，由蛛网膜围成一大腔隙，叫终池，内含有马尾。

2. 脑被膜　在取出脑的颅腔标本上，观察硬脑膜。硬脑膜为厚而坚韧的纤维结缔组织膜。沿硬脑膜正中矢状面向下形成一片形似镰刀突起，叫大脑镰。大脑镰前端较窄，附于鸡冠上；后端较宽，与一片近水平位的硬脑膜突相连，形成的结构叫小脑幕。

查看大脑镰横断面的上缘可见到一个纵贯大脑镰上缘三角形腔隙，此为上矢状窦。大脑镰下缘内也有一条腔隙，为下矢状窦。直窦为连接大脑镰与小脑幕的腔隙，前接下矢状窦，后接上矢状窦。小脑幕的后缘的横窦沟内为横窦。左右横窦的后内侧端始于枕内隆凸处，接续上矢状窦与直窦，前外侧端弯曲向下续接乙状窦。左右横窦、上矢状窦和直窦汇合的地方称窦汇。乙状窦位于乙状窦沟内，其下端于颈静脉孔处连于颈内静脉。垂体窝两侧由硬脑膜形成的腔隙称海绵窦。

海绵窦的观察，先用镊子伸入窦内，注意观察海绵窦的位置及毗邻结构（位于颞骨岩部尖端与眶上裂之间）；结合头颈部冠状切面模型，观察海绵窦内通过的颈内动脉、展神经和固定于其外侧壁上的动眼神经、滑车神经、眼神经、上颌神经。海绵窦为颅内静脉的重要交通枢纽，向前经眶上裂与眼静脉相吻合，颞骨岩部尖端分别借岩上窦、岩下窦与横窦、乙状窦相交通，两侧海绵窦之间有前、后海绵间窦相连。在模型上观察面部感染引起颅内海绵窦病变的途径，查看海绵窦和其他硬脑膜窦的血流方向。

观察整脑标本，可见跨过脑沟有一层半透明薄膜，即脑蛛网膜。脑蛛网膜除伸入大脑纵裂和大脑小脑裂外，在各脑沟处均跨越脑沟。软脑膜沿脑实质表面伸入脑沟内，不易与脑实质分离。蛛网膜形成很多大小不等的颗粒状突起，叫蛛网膜粒。

3. 脑的动脉系统　脑的动脉系统主要由颈内动脉和椎动脉的分支构成。

首先在头颈部和颅底血管灌注标本上观察颈内动脉起于颈总动脉，入颅腔后立即进入海绵窦，然后分支；观察并探寻沿胼胝体走行于大脑纵裂内的动脉即为大脑前动脉，沿外侧沟走行的动脉为大脑中动脉，沿视束向后外侧走行并经大脑脚与沟之间进入侧脑室下角的动脉为脉络丛前动脉，向后与椎基底动脉系相吻合的动脉为后交通动脉。观察左、右侧大脑前动脉在进入大脑纵裂前有一短支相连通，此短支即前交通动脉。观察视交叉两侧由颈内动脉末端直接延续形成的大脑中动脉，在颞叶和额叶之间行向外侧，经外侧沟前端绕至大脑半球上外侧面，发出分支分布于颞叶前部和额叶、顶叶外侧面。观察连接颈内动脉和大脑后动脉的一对后交通动脉，其起自颈内动脉末段，一般比较细小。

在动脉灌注标本上观察延髓的前面，可见一对较大的动脉，即椎动脉。查看椎动脉穿行第6~1颈椎横突孔，第1颈椎上方、枕骨大孔进入颅腔处；在延髓脑桥沟处汇合形成基底动脉。观察自椎动脉发出的小脑下后动脉的行程及分布，基底动脉走行于脑桥的基底沟内，查看其分支。

观察脑底下方和蝶鞍上方，环绕视交叉、灰结节和乳头体周围的大脑动脉环；查看其是否由大脑前动脉及其间的前交通动脉、颈内动脉末端、后交通动脉和大脑后动脉构成。注意大脑中动脉是否参与大脑动脉环的构成。

4. 脑的静脉系统 在整脑标本上观察:脑的静脉不与动脉伴行,可分浅、深两组。大脑浅静脉浅组收集皮质及皮质下髓质的静脉血,注入邻近的硬脑膜窦。试在整脑标本上观察。大脑大静脉为大脑深静脉,收集深部结构的静脉血,于胼胝体压部的后下方向后注入直窦。

5. 脑室系统 在脑正中矢状切标本上观察:脑室系统由端脑内侧的侧脑室、两侧背侧丘脑和下丘脑之间的第三脑室、脑干与小脑之间的第四脑室、侧脑室与第三脑室之间的室间孔、第三脑室和第四脑室之间的中脑水管、第四脑室的正中孔和两个外侧孔组成。观察各脑室的形态;侧脑室不规则,分为前角、下角、后角和中央部;第三脑室为两侧背侧丘脑和下丘脑之间的正中矢状位裂隙;第四脑室似帐篷,底为菱形窝,顶端伸向小脑。观察完脑室系统后,阐述脑脊液的产生、回流途径。

〖练 习 题〗

1. 试述脑和脊髓的被膜以及它们形成的结构。

2. 试述脑的动脉供应和静脉回流。

3. 硬脑膜形成哪些结构? 硬脑膜窦的名称和流注关系是怎样的?

4. 试述大脑动脉环的构成及位置。

5. 大脑中动脉的皮质支主要分布哪些区域？该区存在哪些重要中枢？

6. 试述脑脊液的产生、回流途径及功能。

7. 比较硬膜外隙和蛛网膜下隙的异同点以及这两个部位麻醉时进针部位、方向和经过层次的区别。

8. 穿行在海绵窦内的脑神经有哪些？

9. 名词解释

硬膜外隙_____

_____

蛛网膜下隙_____

_____

蛛网膜颗粒_____

_____

终池_____

_____

海绵窦 _____

_____

硬脑膜窦 _____

_____

脉络丛 _____

_____

窦汇 _____

_____

10. 填图：大脑动脉环

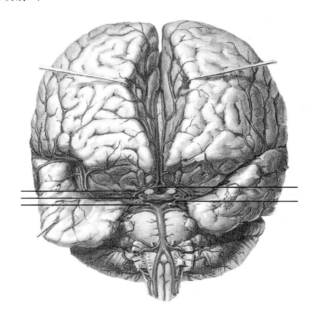

（郝彦利）

第六篇　内分泌系统

一、概　述

内分泌系统由身体不同部位和不同构造的内分泌腺和内分泌组织构成,它和神经系统及免疫系统共同参与机体生理活动调节,构成神经-内分泌-免疫网络调节系统。其功能是将体液性信息物质传递到全身各细胞,发挥其对远处和相近靶细胞的生物作用,参与调节机体各器官新陈代谢、生长发育和生殖等活动,保持机体内环境平衡和稳定。内分泌腺与一般腺体在结构上的不同是没有排泄管,其分泌物质是激素,直接进入血液或淋巴,随血液循环运送到全身,影响靶器官活动。内分泌组织仅为一些细胞团,分散存在于某些器官之内,如胰腺内的胰岛,睾丸内的间质细胞,卵巢内的卵泡和黄体等。此外,内分泌腺有丰富的血液供应和自主神经分布;其结构和功能活动有显著年龄变化。

通过实验观察,查明全身各主要内分泌器官的位置和形态,理解其与功能的关系。

二、实验目的与要求

1. 掌握垂体、甲状腺、甲状旁腺、肾上腺、松果体的位置和形态。
2. 熟悉胰岛、胸腺和性腺的组织结构。

三、实 验 内 容

(一) 标本及教具

1. 标本　内分泌器官的原位标本(观察垂体、甲状腺、甲状旁腺、肾上腺、松果体、胸腺、胰岛和性腺的位置和形态)。

2. 模型　内分泌器官模型。

(二) 实验过程

1. 垂体　垂体位于垂体窝内,借漏斗连于下丘脑。垂体为卵圆形,色灰红,外包以坚韧的硬脑膜。重量不足 1 克,女性略重于男性,妊娠期更明显。根据发生和结构特点,垂体分腺垂体和神经垂体。腺垂体位于前方,由许多腺细胞构成,可分泌多种激素,能促进机体生长发育,并影响其他内分泌腺(如甲状腺、肾上腺和性腺等)功能。神经垂体位于后方,储存和释放由下丘脑分泌的抗利尿激素和催产素,需要时释放入血。抗利尿激素可升高血压,减少尿量,催产素收缩子宫平滑肌。

2. 甲状腺　甲状腺是人体最大的内分泌腺,由左、右侧叶和中间的甲状腺峡组成。甲状腺侧叶呈锥体形,贴附在喉下部与气管上部的两侧面,上端达甲状软骨中部,下端平第6气管软骨环。甲状腺峡多位于第2~4气管软骨环前方。有的自峡部向上伸出锥状叶。甲状腺表面包有薄层致密结缔组织构成的纤维囊,称为甲状腺被囊。囊外还有颈深筋膜包绕,甲状腺侧叶与环状软骨之间常有韧带样结缔组织相连,吞咽时,甲状腺可随喉向上、下移动。甲状腺分泌甲状腺素,调节机体基础代谢并影响生长和发育。

3. 甲状旁腺　甲状旁腺呈棕黄色、扁椭圆形如黄豆大小,通常有上、下两对,贴附在甲状腺侧叶后面。上一对位于甲状腺侧叶后缘上、中 1/3 交界处;下一对多位于甲状腺下动脉进入腺体的附近。甲状旁腺分泌的甲状旁腺素能调节钙磷代谢,维持血钙平衡。

4. 肾上腺 肾上腺位于腹膜之后,肾的上内方,与肾共同包在肾筋膜内,左、右各一,重约 5g,左肾上腺近似半月形,右肾上腺呈三角形。肾上腺实质分为皮质和髓质两部分,肾上腺皮质可分泌盐皮质激素,糖皮质激素和性激素,调节体内水盐代谢、碳水化合物代谢以及影响性行为和第二性征。髓质可分泌肾上腺素和去甲肾上腺素,使心跳加快,心脏收缩力加强,小动脉收缩,维持血压和调节内脏平滑肌活动。

5. 松果体 松果体为一椭圆形小体,形似松果而得名。位于上丘脑的后上方,松果体在儿童期比较发达;成年后松果体可部分钙化形成钙斑。

6. 胰岛 胰的内分泌部分,为许多大小不等和形状不一的细胞团,散在于胰腺实质内,以胰尾为最多。胰岛分泌激素称胰岛素,主要调节血糖浓度,胰岛素分泌不足则患糖尿病。

7. 胸腺 胸腺位于上纵隔前部,其功能较为复杂。

8. 生殖腺 又称性腺,男性生殖腺为睾丸,女性生殖腺为卵巢。睾丸间质细胞分泌男性激素,经毛细血管进入血液循环,可促进男性生殖器官和男性第二性征的发育。卵巢的卵黄体分泌雌激素和孕激素。雌激素可刺激子宫、阴道和乳腺的生长发育及出现并维持第二性征。孕激素能使子宫内膜增厚,降低子宫平滑肌的兴奋性,同时促进乳房的发育。

〖练 习 题〗

1. 试述内分泌系统的组成和功能。

2. 试述甲状腺的位置、形态及其功能。

3. 名词解释
肾上腺素和去甲肾上腺素＿＿＿＿＿＿＿＿＿＿＿＿＿＿＿＿＿＿＿＿＿＿＿＿＿

＿＿＿＿＿＿＿＿＿＿＿＿＿＿＿＿＿＿＿＿＿＿＿＿＿＿＿＿＿＿＿＿＿＿＿＿＿

生殖腺＿＿＿＿＿＿＿＿＿＿＿＿＿＿＿＿＿＿＿＿＿＿＿＿＿＿＿＿＿＿＿＿＿＿

＿＿＿＿＿＿＿＿＿＿＿＿＿＿＿＿＿＿＿＿＿＿＿＿＿＿＿＿＿＿＿＿＿＿＿＿＿

4. 填图：甲状腺与甲状旁腺

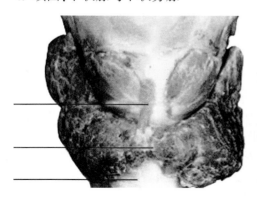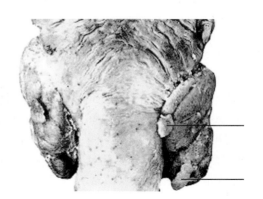

（罗秀梅）

附 1   课堂讨论题

一、运 动 系 统

1. 如何区别颈椎、胸椎和腰椎？
2. 肱骨上中下段骨折容易损伤什么神经？
3. 哪些关节有关节盘？哪些关节有关节唇？哪些关节有囊内韧带？
4. 试比较背阔肌和胸大肌的起止点及其作用。
5. 试述肩关节、肘关节的组成、结构特点和运动方式及参与每一种运动的肌肉。
6. 试述膝关节、髋关节的组成、结构特点和运动方式及参与每一种运动的肌肉。

二、内脏学和脉管学

1. 某患者脐周疼痛 1 天，后转移到右下腹疼痛，有明显的压痛、反跳痛。入院后初步诊断为"急性阑尾炎"，需要立即实行阑尾切除手术，请考虑：①阑尾位于何处？②打开腹膜腔后，如何区别大肠和小肠？③如何才能准确迅速找到阑尾？
2. 何为鼻旁窦？有哪几对？各自开口于何处？其中哪个鼻旁窦炎症较难治愈？为何？
3. 臀大肌注射药物治疗胆囊炎患者，请问药物经哪些途径到达胆囊？
4. 某男性患者腹部发生剧烈绞痛，并出现血尿，经入院诊断为肾盂输尿管结石，请考虑：①结石易嵌在何处？②结石经何途径排出体外？③为什么出现血尿？
5. 行胃大部分切除术时需要结扎的动脉有哪些？各位于何处？来自何动脉？
6. 某患者，中年男性，因已有一个孩子来医院做输精管结扎的绝育手术，请问：①此绝育手术的原理是什么？②男性做此手术会否导致性特征的改变？为什么？
7. 口服含有色素的药物后，不久从尿液排出与药物相同的色素，试问该色素通过了哪些解剖途径，最终排出了体外？
8. 心内正常血流方向是怎样的？保证心腔内血液定向流动的结构装置有哪些？
9. 向甲状腺病患者手背静脉网注射药物，请问药物经何血液循环途径到达甲状腺？
10. 某患者因呕血入院，经体检发现脐周静脉网曲张，曾有便血史。请考虑：①肝门静脉系的组成、特点及收集范围；②肝硬化出现呕血、便血、脐周静脉曲张的原因。

三、感官及神经系统

1. 某人右脚踩到钉子，他意识到了痛，然后缩起右脚。请分析神经传导所经结构。
2. 某人被蚊子咬在右脸，她用左手打了一下。请分析讨论神经传导所经的结构。
3. 请分析讨论下列临床症状分别是什么神经损伤而引起的，为什么？腕下垂、爪形手、猿手、方肩、翼状肩、钩状足和马蹄足(内翻足)。
4. 什么是"上、下运动神经元损伤"及"核上、下瘫"？
5. 某人看到来球，她用右手击打。请分析光线传入所经结构和神经传导所经结构。
6. 某同学听到点名，他举起右手。请分析声波传入所经结构和神经传导所经结构。
7. 【病例】女孩，5 岁，近两天腰痛、两腿痛。突然高烧，39.5℃。次日不能下床、左下肢不能活动。检查发现：头、颈、两上肢和右腿无运动障碍，左下肢完全瘫痪。左腿肌张力减退,腱反射消失。三周后,左大腿能够屈收,并能伸膝,但其他运动未见恢复。一个月后,左侧足肌、小腿肌及大腿后群肌松弛,明显萎缩。无其他任何感觉障碍。根据选取的病例,仔细分析这些患者出现的症状,从而推断患者损伤的正确部位。

8.【病例】男,24 岁,背部被刺伤,立刻跌倒,两下肢失去运动。数日后右腿稍能活动。又过一周后右下肢几乎恢复了运动,但左下肢完全瘫痪。检查发现:左下肢无随意运动,腱反射亢进,Babinski 征阳性。右侧躯体胸骨剑突水平以下和右下肢丧失痛觉和温度觉,但左侧痛觉和温度觉完好。左侧躯干剑突以下和左下肢触觉减弱,但右侧触觉未受影响。左下肢位置和运动觉丧失,但右下肢正常。根据选取的病例,仔细研究这些患者出现的症状,判断损伤传导束的位置和名称,加以综合,从而推断患者损伤的正确部位。

9.【病例】男,62 岁,在观看足球时突然晕倒,意识丧失 2 天。意识恢复时右侧上、下肢瘫痪。6 周后检查发现右上、下肢痉挛性瘫痪,腱反射亢进,吐舌时偏向右侧,无萎缩。右侧眼裂以下面瘫。整个右半身的各种感觉缺损程度不一,但位置觉、震动觉和两点辨别性触觉全部丧失,痛觉未受影响。瞳孔对光反射正常,但患者两眼视野右侧半缺损。根据选取的病例,仔细研究这些患者出现的症状,判断患者损伤的部位。

(杨丹迪)

附2 英汉常用人体解剖学术语

Introduction of Human Anatomy　人体解剖学绪论

systematic anatomy [sisti'mætik] [ə'nætəmi] 系统解剖学

regional anatomy ['riːdʒənl] 局部解剖学

morphology [mɔːˈfɔlədʒi] [生物]形态学、形态论

anatomical position [ænəˈtɔmikəl] 解剖学姿势

sagittal plane ['sædʒitl] [plein] 矢状面

horizontal [hɔriˈzɔntl] 水平的

coronal ['kɔrənl] 冠状的

frontal ['frʌntl] 额的、前面的

anterior [ænˈtiəriə] 前面的

posterior [pɔsˈtiəriə] 后面的,较晚的

superior [sjuːˈpiəriə] 上的,较高的

inferior [inˈfiəriə] 下的,下级的

superficial [sjuːpəˈfiʃəl] 表面的,肤浅的

proximal ['prɔksiməl] 最接近的

distal ['distəl] 末梢的

General Description of Locomotor System　骨学概述

locomotor system [ləukəˈməutə] ['sistəm] 运动系统

epiphysis [iˈpiˈfisis] 骺

epiphysial cartilage [epiˈfizəis] ['kaːtilidʒ] 骺软骨

epiphysial line 骺线

cancellous bone ['kænsiləs] 骨松质

compact bone [kəmˈpækt] 骨密质

medullary cavity [meˈdʌləri] 髓质的,脊髓的

diaphysis [daiˈæfisis] 骨干

diploe ['diplɛiː] 板障(骨)

periosteum [periˈɔstiəm] 骨膜

bone marrow ['mærəu] 骨髓,精华

Bones of trunk　躯干骨

bones of trunk [trʌŋk] 躯干骨

vertebra ['vəːtibrə] 椎骨(单)

vertebrae ['vəːtibriː] 椎骨(复)

vertebral ['vəːtibrəl] 椎骨的

vertebral body ['vəːtibərəl] ['bɔdi] 椎体

uncus corporis ['ʌŋkəs] ['kɔːpəris] 椎体钩

vertebral foramen ['vəːtibrəl] [fəˈreimən] 椎孔

vertebral canal [kəˈnæl] 椎管

vertebral arch [aːtʃ] 椎弓

pedicle of vertebral arch ['pedikl] ['vəːtibrəl] 椎弓根

lamina of vertebral arch ['læminə] ['vəːtibrəl] [aːtʃ] 椎弓板

spinous ['spainəs] 棘(刺)状的

spinous process (spine[spain]) ['prəuses] 棘突

transverse process ['trænzvə:s] ['prəuses] 横突

cervical vertebra ['sə;vikəl] ['və;tibrə] 颈椎

transverse foramen [fə'reimən] 横突孔

atlas ['ætləs] 寰椎

dens process [dens] ['prəuses] 齿突

fovea dentis ['fəuviə] ['dentis] 齿突凹

axis ['æsis] 枢椎

vertebra prominens ['prominəns] 隆椎

thoracic vertebrae [θə'ræsik] ['və:tibri:] 胸椎

superior costal fovea [sju:'piəriə] ['kɔstl] 上肋凹

inferior costal fovea [in'fiəriə] ['kɔstl] ['fəuviə] 下肋凹

superior vertebral notch ['və:tibrəl] [nɔtʃ] 椎上切迹

inferior vertebral notch ['və:tibrəl] [nɔtʃ] 椎下切迹

transverse costal fovea ['tænzvə:s] ['kɔstl] ['fəuviə] 横突肋凹

lumbar vertebrae ['lʌmbə:] ['və:tibri:] 腰椎

anterior sacral foramen [æn'tiəriə] ['seikrəl] [fə'reimən] 骶前孔

coccyx [kɔk'siks] 尾椎

coccygeal vertebrae [klæ'vikjulə] ['və;tibrə] 尾椎

rib (costa) [rid] 肋

costa (rib[rib]) ['kɔstə] 肋

costal arch [ɑ:tʃ] 肋弓

true rib [rib] 真肋

false rib [fɔ:ls] [rib] 假肋

floating rib ['fləutiŋ] [rib] 浮肋

costal bone ['kɔstl] [bəun] 肋骨

costal groove [gru:v] 肋沟

costal angle ['kɔstl] 肋角

costal cartilage ['kɔstl] ['ka;tilidʒ] 肋软骨

sulcus for subclavian artery ['sʌlkəs] [sʌ'kleiviən] 锁骨下动脉沟

sulcus for subclavian vein ['sʌlkəs] 锁骨下静脉沟

sternum ['stə:nəm] 胸骨

manubrium of sternum ['stə:nəm] 胸骨柄

manubrium sterni [mə'nju:briəm] ['stə:ni] 胸骨柄

clavicular notch of sternum [klæ'vikjulə] [nɔtʃ] ['stə:nəm] 胸骨锁切迹

body of sternum ['bɔdi] ['stə;nəm] 胸骨体

sternal angle ['stə:nl] ['æŋgl] 胸骨角

xiphoid process ['zifɔid] ['prəuses] 剑突

vertebral column ['kɔləm] 脊柱

Bone of Upper Limbs 上肢骨

appendicular bone [æ'pendikjulə][bəun] 附肢骨

interosseous ['intər'ɔsiəs] 骨间的

interosseous border ['intər'ɔsiəs] 骨间缘

limb ['lim] 肢体

spine [spain] 脊(椎)骨、脊、棘突

neck of mandible [nek] ['mændibl] 下颌颈

nutrient foramen ['nu:triənt] [fə'reimən] 滋养孔

clavicle ['klævikl] 锁骨

shoulder ['ʃəuldə] 肩

shoulder girdle ['ʃəuldə] ['gə:dl] 肩带骨

scapula ['skæpjulə] 肩胛骨

neck of scapula [nek] ['skæpjulə] 肩胛颈

scapular notch ['skæpjulə] [nɔtʃ] 肩胛切迹

subscapular fossa [,sʌb'skæpjulə] ['fɔsə] 肩胛下窝

spine of scapula [spain] ['skæpjulə] 肩胛冈

supraspinous fossa [,sju:prə'spainəs] ['fɔsə] 冈上窝

infraspinous fossa [,infrə'spainəs] ['fɔsə] 冈下窝

acromion [ə'krəumiən] 肩峰

coracoid process ['kɔ:rəkɔid] ['prəuses] 喙突

superior angle of scapula [sju:'piəriə] ['skæpjulə] 肩胛上角

inferior angle of scapula [in'fiəriə] ['skæpjulə] 肩胛下角

infraglenoid tubercle [,infrə'gli:nɔid] ['tju:bəkl] 盂下结节

humerus ['hju:mərəs] 肱骨

head of humerus ['hju:mərəs] 肱骨头

anatomical neck [ənæ'tɔmikəl] [nek] 解剖颈

great tubercle of humerus ['greitə] ['tju:bəkl] ['hju:mərəs] 肱骨大结节

lesser tubercle ['lesə] ['tju:bəkl] 小结节

lesser tubercle of humerus ['tju:bəkl] ['hju:mərəs] 肱骨小结节

intertubercular groove [,intə'tju:bəkjulə] [gru:v] 结节间沟

crest of greater tubercle [krest] ['tju:bəkl] 大结节嵴

surgical neck ['sə:dʒikəl] [nek] 外科颈

deltoid tuberosity ['deltɔid] [,tju:bə'rɔsəti] 三角肌粗隆

olecranon fossa [əu'lekrənɔn] ['fɔsə] 鹰嘴窝

sulcus for radial nerve ['sʌkəs] ['reidiəl] [nəːv] 桡神经沟

capitulum of humerus [kə'pitjuləm] ['hjuːmərəs] 肱骨小头

trochlea of humerus ['trɔkliə] ['hjuːmərəs] 肱骨滑车

coronoid process ['prəuses] 冠突

radius ['reidiəs] 桡骨

head of radius ['reidiəs] 桡骨头

neck of radius ['reidiəs] 桡骨颈

ulna ['ʌlnə] 尺骨

ulnar ['ʌlnə] 尺骨的,尺侧

trochlear notch ['trɔkliə] [nɔtʃ] 滑车切迹

coronoid fossa ['kɔrənɔid] ['fɔsə] 冠突窝

olecranon [əu'lekrənɔn] 鹰嘴

ulnar tuberosity [ˌtjuːbə'rɔsəti] 尺骨粗隆

head of ulna ['ʌlnə] 尺骨头

sulcus for ulnar nerve ['sʌkəs] ['ʌlnə] [nəːv] 尺神经沟

carpal bone ['kaːpəl] [bəun] 腕骨

scaphoid bone ['skæfɔid] [bəun] 手舟骨

lunate bone ['ljuneit] [bəun] 月骨

triquetral bone [trai'kwetrəl] [bəun] 三角骨

pisiform bone ['pisifɔːm] [bəun] 豌豆骨

trapezium bone [trə'piːzjəm] [bəun] 大多角骨

trapezoid bone ['træpizɔid] [bəun] 小多角骨

capitate bone ['kæpitei] [bəun] 头状骨

hamate bone ['heimeit] [bəun] 钩骨

metacarpal bone [metə'kaːpəl] [bəun] 掌骨

Bone of Lower Limbs 下肢骨

lower limb ['lim] 下肢

hip bone [hip] [bəun] 髋骨

acetabular labrum [æsi'tæbjulə] ['leibrəm] 髋臼唇

acetabular fossa ['fɔsə] 髋臼窝

acetabular notch [æsi'tæbjulə] [nɔtʃ] 髋臼切迹

sacrum(sacral bone) ['seikrəm] 骶骨

sacral canal ['seikrəl] [kə'næl] 骶管

sacral cornu ['kɔːnjuː] 骶角

sacral vertebrae ['seikrəl] ['vəːtibriː] 骶椎

promontory ['prɔməntəri] 岬

promontory of sacrum ['seikrəm] 骶岬

pelvis ['pelvis] 骨盆

pelvic inlet ['pelvik] ['inlet] 骨盆入口

pelvic outlet ['pelvik] ['autlet] 骨盆出口

pelvic cavity ['pelvik] ['kæviti] 盆腔

pelvic girdle ['gəːdl] 盆带骨

terminal line ['təːminəl] (骨盆)界线

ilium ['iliəm] 髂骨

iliac crest ['iliæk] [krest] 髂嵴

anterior superior iliac spine [sju'piəriə] ['iliæk] [spain] 髂前上棘

posterior superior iliac spine [pɔ'stiəriə] [sjuː'piəriə] ['iliæk] [spain] 髂后上棘

iliac tubercle ['iliæk] ['tjuːbəkl] 髂结节

anterior inferior iliac spine [æn'tiəriə] [in'fiəriə] ['iliæk] [spain] 髂前下棘

iliac fossa ['fɔsə] 髂窝

iliac tuberosity [ˌtjuːtə'rɔsəti] 粗髂隆

auricular surface [ɔː'rikjulə] 耳状面

ischium ['iskiəm] 坐骨

ischial spine ['iskiəl] [spain] 坐骨嵴

lesser sciatic notch ['lesə] [sai'ætik] [nɔtʃ] 坐骨小切迹

greater sciatic notch ['greitə] [sai'ætik] [nɔtʃ] 坐骨大切迹

ischial tuberosity [ˌtjuːbə'rɔsəti] 坐骨结节

pubis ['pjuːbis] 耻骨

pecten pubis ['pektin] ['pjuːbis] 耻骨梳

pubic tubercle ['tjuːbəkl] 耻骨结节

pubic symphysis ['pjuːbik] ['simfisis] 耻骨联合

subpubic angle [ˌsʌb'pjuːbik] 耻骨下角

symphysial surface [ˌsim'fiziəl] ['səːfis] 耻骨联合下角

acetabulum [æsi'tæbjuləm] 髋臼

lunate surface ['ljuneit] 月状面

femur ['fiːmə] 股骨

femoral head ['femərəl] 股骨头

neck of femur [nek] ['fiːmə] 股骨颈

fovea of femoral head ['fəuviə] ['femərəl] 股骨头凹

greater trochanter [trəu'kæntə] 大转子

lesser trochanter [trəu'kæntə] 小转子

intertrochanteric crest [ˌintəˌtrəkən'terik] 转子间线嵴

intertrochanteric line 转子间线

linea aspera ['lainiə] ['æspərə] 股骨粗线

gluteal tuberosity ['gluːtiəl] [ˌtjubə'rɔsəti] 臀肌

粗隆

popliteal surface [pɔpˈlitiəl] 腘面

medial condyle [ˈmiːdiəl] [ˈkɔndil] 内侧髁

lateral condyle [ˈlatərəl] [ˈkɔndil] 外侧髁

intercondylar fossa [ˌintəˈkɔndilə] [ˈfɔsə] 髁间窝

lateral epicondyle [ˌepiˈkɔndil] 外上髁

medial epicondyle [ˈmiːdiəl] [ˌepiˈkɔndil] 内上髁

adductor tubercle [əˈdʌktə] [ˈtjuːbəkl] 收肌结节

patella [pəˈtelə] 髌骨

patellar surface [pəˈtelə] 髌面

tibia [ˈtibiə] 胫骨

intercondylar eminence [ˈeminəns] 髁间隆起

tibial tuberosity [ˈtibiəl] [ˌtjuːbəˈrɔsəti] 胫骨粗隆

medial malleolus [məˈliːələs] 内踝

fibula [ˈfibjulə] 腓骨

fibula head [ˈfibjulə] 腓骨头

neck of fibula [ˈfibjulə] 腓骨颈

lateral malleolus [məˈliːələs] 外踝

tarsal bone [ˈtaːsəl] [bəud] 跗骨

talus [ˈteiləs] 距骨

calcaneus [kælˈkeiniəs] 跟骨

navicular bone [nəˈvikjulə] [bəun] 足舟骨

cuneiform bone [ˈkjuːnifɔːm] [bəun] 楔骨

medial cuneiform bone [ˈkjuːnifɔːm] [bəun] 内侧楔骨

intermediate cuneiform bone [ˌintəˈmiːdiət] [ˈkjuːnifɔːm] [bəun] 中间楔骨

lateral cuneiform bone [ˈkjuniifɔːm] [bəun] 外侧楔骨

cuboid bone [ˈkjuːbɔid] 骰骨

metatarsal bone [metəˈtaːsəl] [bəun] 跖骨

sole [səul] 足底

thigh [θai] 大腿

bone of thigh [θai] 大腿骨

mixed fracture [ˈfræktʃə] 混合型骨折

Skull 颅骨

skull(cranium) [ˈkreiniəm] [skʌl] 颅骨

cranium (skull) [ˈkreiniəm] 颅骨

calvaria (skull cap) [kælˈveəriə] 颅骨

cerebral cranium [ˈseribrəl] [kreiniəm] 脑颅骨

skull cap(calvaria) 颅盖

frontal bone [ˈfrʌntəl] [bəun] 额骨

parietal bone [pəˈraiətəl] [bəun] 顶骨

occipital bone [ɔkˈsipitl] [bəun] 枕骨

foramen magnum [ˈmægnəm] 枕骨大孔

occipital condyle [ˈkɔndil] 枕髁

ethmoid bone [ˈeθmɔid] [bəun] 筛骨

cribriform foramina [ˈkribrifɔːm] [fəˈræminə] 筛孔

cribriform plate [ˈkribrifɔːm] 筛板

crista galli [ˈkristə] [ˈgæli] 鸡冠

ethmoidal cellule [ˈeθmɔidəl] [ˈseljuːl] 筛小房

ethmoidal labyrinth [ˈlæbərinθ] 筛骨迷路

sphenoid bone [ˈsfiːnɔid] [bəun] 蝶骨

hypophysial fossa [ˌhaipəuˈfiziəl] [ˈfɔsə] 垂体窝

sphenoidal fontanelle [ˈsfiːnɔidəl] [fɔntəˈnel] 蝶囟

superior orbital fissure [ˈɔːbitəl] [ˈfiʃə] 眶上裂

temporal bone [ˈtempərl] [bəun] 颞骨

temporal fossa [ˈfɔsə] 颞窝

infratemporal fossa [ˌinfrəˈtempərl] [ˈfɔsə] 颞下窝

mandibular fossa [mænˈdibjulə] [ˈfɔsə] 下颌窝

pterion [ˈteriən] 翼点

pterygopalatine fossa [ˌterəgəuˈpælətain] [ˈfɔsə] 翼腭窝

zygomatic arch [ˌzaigəuˈmætik] [aːtʃ] 颧弓

zygomatic bone [bəud] 颧骨

zygomatic process [ˌzaigəuˈmætik] [ˈprəuses] 颧突

styloid process [sˈtailɔid] [ˈprəuses] 茎突

stylomastoid foramen [ˌstailəuˈmæstɔid] [fəˈreimən] 茎乳孔

mastoid antrum [ˈmæstɔid] [ˈæntrəm] 乳突窦

mastoid cell [sel] 乳突小房

mastoid fontanelle [ˈmæstɔid] [fɔntəˈnel] 乳突囟

mastoid process [ˈprəuses] 乳突

superior nuchal line [sjuːˈpiəriə] [ˈnjukiəl] 上项线

carotid canal [ˈkærɔtid] [kəˈnæl] 颈动脉管

facial cranium [ˈfeiʃəl] [kreiniəm] 面颅骨

mandible [mænˈdibl] 下颌骨

head of mandible [ˈmændibl] 下颌头

angle of mandible [ˈmændibl] 下颌角

mandibular body [mænˈdibjulə] 下颌体

mental foramen [ˈmentəl] [fəˈreimən] 颏孔

mental spine [ˈmentəl] [spain] 颏棘

ramus of mandible [ˈreiməs] [ˈmændibl] 下颌支

mandibular notch [nɔtʃ] 下颌切迹

mandibular foramen [fəˈreimən] 下颌孔

hyoid bone [ˈhaiɔid] [bəun] 舌骨

hypoglossal canal [ˌhaipəˈglɔsəl] [kəˈnæl] 舌下神经管

vomer ['vəumə] 犁骨

nasal bone ['neizəl] [bəun] 鼻骨

inferior nasal concha [in'fiəriə] ['neizəl] ['kɔŋkə] 下鼻甲

palate ['pælət] 腭

palatine bone ['pælətain] [bəun] 腭骨

hard palate ['pælət] 硬腭

maxilla [mæk'silə] 上颌骨

infraorbital groove [gru:v] 眶下沟

infraorbital sulcus [,infrə'ɔ:bitəl] ['sʌlkəs] 眶下沟

infraorbital foramen [,infrə'ɔ:bitəl] [fə'reimən] 眶下孔

alveolar process ['ælviələ] ['prəuses] 牙槽突

suture ['su:tʃə] 缝

sagittal suture ['sædʒitəls] ['su:tʃə] 矢状缝

lambdoid suture ['læmdɔid] ['su:tʃə] 人字缝

anterior cranial fossa [æn'tiəriə] ['kreiniəl] ['fɔsə] 颅前窝

meddle cranial fossa ['midl] ['kreiniəl] ['fɔsə] 颅中窝

aperture ['æpətʃə] 口,孔,裂,穴

foramen lacerum [fə'reimən] ['læsərəm] 破裂孔

foramen ovale [fə'reimən] ['əuvəl] 卵圆孔

foramen rotundum [rəu'tʌndəm] 圆孔

foramen spinosum [fə'reimən] ['spainəsəm] 棘孔

posterior cranial fossa [pə'stiəriə] ['kreiniəl] ['fɔsə] 颅后窝

clivus ['klaivəs] 斜坡

sulcus for sigmoid sinus ['sʌlkəs] ['sigmɔid] ['sainəs] 乙状窦沟

sulcus for superior sagittal ['sædʒitəl] 上矢状窦沟

sulcus for transverse sinus ['sʌlkəs] ['trænzvə:s] 横窦沟

arcuate eminence ['a:kjueit] ['eminəns] 弓状隆起

external occipital protuberance [ɔk'sipitəl] [prɔ'tjubərəns] 枕外隆突

internal occipital protuberance [ɔk'sipitəl] [prɔ'tjubərəns] 枕内隆凸

choana [kəu'einə] 鼻后孔(单)

choanae(posterior nasal apertures) [kəu'eini:] 鼻后孔(复)

posterior nasal aperture(choanae) ['neizəl] ['æpətjuə] 鼻后孔

mental protuberance [prɔ'tjubərəns] 颏隆凸

orbit ['ɔ:bit] 眶

supraorbital foramen [,sju:prə'ɔ:bitəl] [fə'reimən] 眶上孔

supraorbital notch [,sju:prə'ɔ:bitəl] [nɔtʃ] 眶上切迹

inferior orbital fissure ['ɔ:bitəl] [fiʃə] 眶下裂

nasal cavity ['kæviti] 鼻腔

nasal meatus ['neizəl] [mi'eitəs] 鼻道

superior nasal concha [sju:'piəriə] ['neizəl] ['kɔŋkə] 上鼻甲

middle nasal concha ['neizəl] ['kɔŋkə] 中鼻甲

superior nasal meatus ['neizəl] [mi'eitəs] 上鼻道

middle nasal meatus ['midl] ['neizəl] [mi'eitəs] 中鼻道

inferior nasal meatus [in'fiəriə] ['neizəl] [mi'eitəs] 下鼻道

nasal septum ['septəm] 鼻中隔

bony nasal septum ['bəuni] ['neizəl] ['septəm] 骨性鼻中隔

sphenoethmoidal recess [,sfi:nəu'eθmɔidəl] [ri'ses] 蝶筛隐窝

paranasal sinus [,pærə'neizəl] ['sainəs] 鼻旁窦

frontal sinus ['sainəs] 额窦

ethmoidal sinus ['eθmɔidəl] ['sainəs] 筛窦

sphenoid sinus ['sainəs] 蝶窦

maxillary sinus [mæk'siləri] ['sainəs] 上颌窦

fontanelle [fɔntə'nel] 囟(门)

General Description ofArthrology 关节学概述

arthrology [ɑ:'θrɔlədʒi] 关节学

synarthrosis [sina:'θrəusis] 不动关节

diarthrosis [,daia:'θrəusis] 可动关节

fibrous joints ['faibrəs] 纤维连结

cartilaginous joints [,ka:ti'lædʒinəs] 软骨连结

synostosis [,sinɔs'təusis] 骨性结合

articular surface [a:'tikjulə] 关节面

articular capsule ['kæpsju:l] 关节囊

articular disc 关节盘

articular labrum ['leibrəm] 关节唇

ligament ['ligəmənt] 韧带

synovial fold [si'nəuviəl] [fəuld] 滑膜襞

synovial bursa ['bə:si] 滑膜囊

flexion ['flekʃən] (关节,肢的)弯曲

extension [iks'tenʃən] 外延的,伸

adduction [ə'dʌkʃən] 内收

abduction [æb'dʌkʃən] 展

rotation [rəu'teiʃən] 旋转

circumduction [səːkəm'dʌkʃən] 环转

Jointsof trunk Bones 躯干骨连结

craniovertebral joint ['kreiniəu'vəːtibrəl]['dʒɔint] 颅椎连结

cervical curve ['səːvikəl]['kəːvə] 颈曲

thoracic curve [θɔ'ræsik] 胸曲

xiphocostal angle ['zifəu'kɔstl] 剑肋角

infrasternal angle [ˌinfrə'stəːnl] 胸骨下角

thoracic cage [θɔ'ræsik][keidʒ] 胸廓

intercostal space [ˌintə'kɔstəl][speis] 肋间

intervertebral disc [ˌintə'vəːtibrəl][disk] 椎间盘

anulus fibrosus ['ænjuləs]['faibrəusəs] 纤维环

anterior longitudinal ligament [æn'tiəriə][lɔŋdʒi'tjudinəl] 前纵韧带

ligamenta flava(yellow ligament) ['ligəmənt]['fleivə] 黄韧带

interspinal ligament [ˌintə'spainl]['ligəmənt] 棘间韧带

supraspinal ligament [ˌsjuːprə'spainəl]['ligəmənt] 棘上韧带

ligamentum nuchae [ligə'məntəm]['njukiː] 项韧带

intertransverse ligament [ˌintə'trænzvəːs]['ligəmənt] 横突间韧带

zygapophysial joint [zi'gæpəfiziəl]['dʒɔint] 关节突关节

atlantooccipital joint [æt'ləntəuɔk'sipitəl] 寰枕关节

atlantoaxial joint [ætləntəu'æksiəl]['dʒɔint] 寰枢关节

lateral atlantoaxial joint ['lætərəl][ætləntəu'æksiəl]['dʒɔint] 寰枢外侧关节

median atlantoaxial joint ['miːdiən][æt'ləntəuɔk'sipitəl] 寰枢正中关节

tip ligament of dens [tip]['ligəmənt][denz] 齿突尖韧带

alar ligament ['eilə]['ligəmənt] 翼状韧带

transverse ligament of atlas ['trænzvəːs]['ligəmənt]['ætləs] 寰枢横韧带

cross ligament of atlas ['ligəmənt]['ætləs] 寰椎十字韧带

costovertebral joint [ˌkɔstəu'vəːtibrəl] 肋椎关节

joint of costal head ['kɔstl] 肋头关节

costotransverse joint [ˌkɔstəu'trænzvəːs]['dʒɔint] 肋横突关节

anterior tibiofibular ligament [æn'tiəriə][ˌtæləu'fibjulə] 胫腓前韧带

anterior talofibular ligament [ˌtæləu'fibjulə]['ligəmənt] 距腓前韧带

articular tubercle [aː'tikjulə]['tjuːbəkl] 关节结节

Jointsof Upper Limb Bones 上肢骨连结

sternoclavicular joint [ˌstəːnəuklæ'vikjuləː] 胸锁关节

acromioclavicular joint [ə'krəumiəuklæ'vikjuːlə]['dʒɔint] 肩锁关节

coracoacromial ligament ['kɔːrəkəu'krəumiəl]['ligəmənt] 喙肩韧带

glenoid cavity ['gliːnɔid]['kæviti] 关节盂

glenoid labrum ['leibrəm] 关节盂唇

coracoclavicular ligament ['kɔːrəkəuklæ'vikjulə] 喙锁韧带

sternocostal joint ['stəːnəu'kɔstəl]['dʒɔint] 胸肋关节

elbow joint ['elbəu]['dʒɔint] 肘关节

humeroulnar joint [ˌhjuːmərəu'ʌlnə] 肱尺关节

humeroradial joint [ˌhjuːmərəu'reidiəl]['dʒɔint] 肱桡关节

proximal radioulnar joint ['prɔksiməl][ˌreidiəu'ʌlnə] 桡尺近侧关节

ulnar collateral ligament ['ʌlnə][kə'lætərəl]['ligəmənt] 尺侧副韧带

radial ['reidiəl] collateral [kə'lætərəl] ligament ['ligəmənt] 桡侧副韧带

annular ligament of radius ['ænjulə]['ligəmənt]['reidiəs] 桡骨环状韧带

interosseous membrane [ˌintə'ɔsiəs]['membrein] 骨间膜

interosseous membrane of forearm ['membrein]['fɔːraːm] 前臂骨间膜

proximalradioulnar joint ['prɔksiməl][ˌreidiəu'ʌlnə]['dʒɔint] 桡尺近侧关节

distal radioulnar joint ['distəl][ˌreidiəu'ʌlnə]['dʒɔint] 桡尺远侧关节

joint of hand ['dʒɔint] 手关节

radiocarpal joint(wrist joint) [ˌreidiəu'kaːpəl] 桡腕关节(腕关节)

wrist joint(radiocarpal joint) [rist]['dʒɔint] 腕关节(桡腕关节)

intercarpal joint [ˌintəˈkɑːpəl] [ˈdʒɔint] 腕骨间关节

carpometacarpal joint [ˌkɑːpəuˌmetəˈkɑːpəl] [ˈdʒɔint] 掌腕关节

carpometacarpal joint of thumb [ˈdʒɔint] [θʌm] 拇腕掌关节

intermetacarpal joints [ˌintəˈmetəˈkɑːpəl] [ˈdʒɔint] 掌骨间关节

interphalangeal joints [ˌintəˈfælændʒiəl] [ˈdʒɔint] 指间关节

opposition movement [ɔpəˈziʃən] 对掌运动

acquired(traumatic) dislocation [ˌdisləuˈkeiʃən] 获得性(外伤性)脱位

carpal canal [ˈcɑːpəl] [kəˈnæl] 腕管

carrying angle 提携角

congenital dislocation [kənˈdʒenitəl] [ˌdisləuˈkeiʃn] 先天性脱位

dislocation [ˌdisləuˈkeiʃn] 脱位

Jointsof Lower Limb Bones 下肢骨连结

anterior sacroiliac ligament [ænˈtiəriə] [ˌseikrəuˈiliək] [ˈligəmənt] 骶髂前韧带

interosseous ligament [ˌintərˈɔsiəs] [ˈligəmənt] 骨间韧带

interosseous sacroiliac ligament [ˌintərˈɔsiəs] [ˌseikrəuˈiliək] 骶髂骨间韧带

pubic sympysis [ˈpjuːbik] [ˈsimfisis] 耻骨联合

interpubic disc [ˌintəˈpjuːbik] 耻骨间盘

subpubic angle [ˌsʌbˈpjuːbik] 耻骨下角

arcuate line [ˈɑːkjueit] 弓状线

arcuate popliteal ligament [ˈɑːkjueit] [pɔpˈlitiəl] [ˈligəmənt] 腘弓状韧带

iliolumbar ligament [ˌiliəuˈlʌmbɑː] [ˈligəmənt] 髂腰韧带

sacrotuberous ligament [ˌseikrəuˈtjuːbərəs] [ˈligəmənt] 骶结节韧带

sacrospinous ligament [ˌseikrəuˈspainəs] [ˈligəmənt] 骶棘韧带

greater sciatic foramen [ˈgreitə] [saiˈætik] [fəˈreimən] 坐骨大孔

lesser sciatic foramen [ˈlesə] [saiˈætik] [fəˈreimən] 坐骨小孔

obturator membrane [ˈɔbtjuəreitə] [ˈmembrein] 闭孔膜

obturator canal [ˈɔbtjuəreitə] [kəˈnæl] 闭膜管

greater pelvis [ˈgreitə] [ˈpelvis] 大骨盆

true pelvis [ˈpelvis] 真骨盆

false pelvis [fɔːls] [ˈpelvis] 假骨盆

inferior pelvic aperture [inˈfiəriə] [ˈpelvik] [ˈæpətjuə] 骨盆下口

femoral sacral arch [ˈfemərə] [ˈseikrəl] [ɑːtʃ] 股骶弓

hip joint [hip] [dʒɔint] 髋关节

intracapsular ligament [ˌintrəˈkæpsjuːlə] [ˈligəmənt] 囊内韧带

transverse acetabular ligament [ˈligəmənt] 髋臼横韧带

iliofemoral ligament [ˌiliəuˈfeмərə] [ˈligəmənt] 髂股韧带

pubofemoral ligament [ˌpjuːbəuˈfeмərəl] [ˈligəmənt] 耻股韧带

ischiofemoral ligament [ˌiskiəuˈfeмərəl] [ˈligəmənt] 坐股韧带

zona orbicularis [ˈzəunə] [ɔːˌbikjuˈleəris] 轮匝带

ligament of head of femur [ˈligəmənt] [ˈfiːmə] 股骨头韧带

knee joint [niː] [dʒɔint] 膝关节

tibial collateral ligament [ˈtibiəl] [kəˈlætərəl] [ˈligəmənt] 胫侧副韧带

fibular collateral ligament [ˈfibjulə] [kəˈlætərə] [ˈligəmənt] 腓侧副韧带

posterior cruciate ligament [pɔˈstiəriə] [kruʃieit] [ˈligəmənt] 后交叉韧带

anterior cruciate ligament [ænˈtiəriə] [kruʃieit] [ˈligəmənt] 前交叉韧带

posterior longitudinal ligament [pɔˈstiəriə] [lɔŋdʒiˈtjudinəl] [ˈligəmənt] 后纵韧带

menisci [miˈnisai] 半月板(复)

meniscus [miˈniskəs] 半月板(单)

medial meniscus [ˈmiːdiəl] [miˈniskəs] 内侧半月板

lateral meniscus [ˈlætərəl] [miˈniskəs] 外侧半月板

suprapatellar bursa [ˌsjuːrəpəˈtelə] [ˈbəːsə] 髌上囊

deep infrapatellar bursa [diːp] [ˌinfrəpəˈtələ] [ˈbəːsə] 髌下深囊

intracapsular fracture [ˌintrəˈkæpsjuːlə] [ˈfræktʃə] 囊内骨折

extracapsular fracture [ˌekstrəˈkæpsjulə] [ˈfræktʃə] 囊外骨折

alar folds [ˈeilə] [fɔːld] 翼状襞

patellar ligament［pə'telə］［'ligəmənt］　髌韧带

medial patellar retinaculum［pə'telə］［ˌreti'nækjuləm］　髌内支持带

subcutaneous prepatellar bursa［sʌbkjuː'teiniəs］［pripə'telə］［'bəːsə］　髌前下皮下囊

crural interosseous membrane［'kruərəl］［ˌintə'ɔsiəs］［'meəbrein］　小腿骨间膜

joint of foot［dʒɔint］［fut］　足关节

tibiofibular joint［ˌtibiəu'fibjulə］　胫腓关节

tibiofibular syndesmosis joint［ˌtibiəu'fibjulə］［ˌsindez'məusis］　胫腓韧带连结

transverse ligament of knee［'trænzvəːs］［'ligəmənt］　膝横韧带

talocrural（ankle）joint［ˌteiləu'kruərəl］　距小腿关节（踝关节）

ankle（talocrural）joint［'æŋl］［dʒɔint］　踝关节（距小骨关节）

deltoid（medial）ligament［'deltɔid］［'ligəmənt］　三角（内侧）韧带

triangular ligament［trai'æŋgjulə］［'ligəmənt］　三角韧带

lateral ligament［'lætərəl］［'ligəmənt］　外侧韧带

lateral patellar retinaculum［'lætərəl］［pə'telə］［ˌreti'nækjuləm］　髌外侧支持带

calcaneofibular ligament［kælˌkeiniəu'fibjulə］［'ligəmənt］　跟腓韧带

posterior talofibular ligament［pɔ'stiəriə］［ˌtæləu'fibjulə］［'ligəmənt］　距腓后韧带

intertarsal joint［ˌintə'taːsəl］［dʒɔint］　跗骨间关节

subtalar（talocalcaneal）joint［sʌb'teilə］　距下（距跟）关节

talocalcaneal（subtalar）joint［ˌteiləukæl'keiniəl］　距下（距跟）关节

talocalcaneonavicular joint［ˌteiləukæl'keiniəu'vikjulə］　距跟舟关节

calcaneocuboid joint［kælˌkeiniəu'kjubɔid］［dʒɔint］　跟骰关节

long plantar ligament［'plæntə］［'ligəmənt］　足底长韧带

plantar calcaneonavicular ligament［kælˌkeiniəunə'vikjulə］　跟舟足底韧带

plantar-flex（flexion）［'plæntə］　跖屈

metatarsal（transverse）arch［metə'taːsəl］［aːtʃ］　跖骨（横）弓

transverse（metatarsal）arch　横（跖骨）弓

transverse tarsal joint［'trænzvəːs］［'taːsəl］［dʒɔint］　跗横关节

bifurcated ligament［baifə'keitid］［'ligəmənt］　分歧韧带

tarsometatarsal joint［ˌtaːsəumetə'taːsəl］　跗跖关节

intermetatarsal joint［ˌintəmetə'taːsəl］［dʒɔint］　跖骨间关节

metatarsophalangeal joint［metəˌtaːsəu'fælændʒiəl］［dʒɔint］　跖趾关节

arches of foot［aːtʃ］［fut］　足弓

lateral longitudinal arch［'lætərəl］［lɔŋdʒi'tjudinəl］　外纵弓

sciatic sacral arch［sai'ætik］［'seikrəl］　坐骶弓

Jointsof Skull　颅骨连结

anterior fontanelle（fontanel）［æn'tiəriə］［fɔntə'nel］　前囟

coronal suture［kə'rəunəl］［'suːtʃə］　冠状缝

cranial fontanelle［'kreiniəl］［fɔntə'nel］　颅囟

lambdoid suture［'læmdɔid］［'suːtʃə］　人字缝

stylomandibular ligament［ˌstailəumæn'dibjulə］［'ligmənt］　茎突下颌韧带

temporomandibular joint［ˌtempərəumæn'dibjulə］［dʒɔint］　颞下颌韧带

General Description of Myology　肌学概述

myology［mai'ɔlədʒi］　肌肉学,肌肉系统

muscle belly［'beli］　肌腹

tendon［'tendən］　肌腱

fascia［'fæʃiə］　筋膜

superficial fascia［'fæʃiə］　浅筋膜

deep fascia［'fæʃiə］　深筋膜

synovial bursa［si'nəuviəl］　滑膜囊

tendinous sheath　腱鞘

fibrous sheath of tendon　腱纤维鞘

synovial sheath of tendon　腱滑膜鞘

mesotendon　腱系膜

Muscles of trunk　躯干肌

muscle of trunk［'mʌsl］［trʌŋk］　躯干肌

trapezius［trə'piːziəs］　斜方肌

latissimus dorsi［'leitisiməs］［'dɔːsi］　背阔肌

levator scapulae［'li'veitə］［'skæpjuli］　肩胛提肌

rhomboideus［'rɔmbɔidiəs］　菱形肌

erector spinae（sacrospinalis）［i'rektə］［'spainiː］　竖脊肌(骶脊肌)

sacrospinalis(erector spinae) [ˌseikrəu'spainəlis] 骶脊肌(竖脊肌)

thoracolumbar fascia [ˌθɔːrəkəu'lʌmbə] ['feiʃə] 胸腰筋膜

clavipectoral fascia ['klævi'pektərəl] ['feiʃə] 胸锁筋膜

subclavius [ˌsʌbklævi'kjuːləris] 锁骨下肌

pectoralis major ['pektərəlis] ['meidʒə] 胸大肌

pectoralis minor ['pektərəlis] ['mainə] 胸小肌

serratus anterior [se'reitəs] [æn'tiəriə] 前锯肌

serratus posterior inferior [se'reitəs] [pɔ'stiəriə] [in'fiəriə] 下后锯肌

serratus posterior superior [se'reitəs] [pɔ'stiəriə] [sjuː'piəriə] 上后锯肌

external intercostal muscle [ek'stəːnəl] [ˌintə'kɔstəl] ['mʌsl] 肋间外肌

intercostales externi [ˌintə'kɔstəliz] [ek'stəːni] 肋间外肌

external intercostal membrane [ek'stəːnəl] [ˌintə'kɔstəl] 肋间外膜

internal intercostal muscle [in'təːnəl] [ˌintə'kɔstəl] ['mʌsl] 肋间内肌

intercostales interni [ˌintə'kɔstəliz] [in'təːni] 肋间内肌

aponeurosis of obliquus externus abdominis [ˌæpənjuə'rəusis] [æb'dɔminis] 腹外斜肌腱膜

diaphragm ['daiəfræm] 膈(肌)

muscular portion of diaphragm ['mʌskjulə] ['daiəfræm] 膈肌肌性部

aortic hiatus [ei'ɔːtik] [hai'eitəs] 主动脉裂孔

esophageal hiatus [iːsɔfə'dʒiːəl] [hai'eitəs] 食管裂孔

obliquus externus abdominis [ə'bliːkəs] [eks'təːnus] 腹外斜肌

inguinal ligament ['ligmənt] 腹股沟韧带

obliquus internus abdominis [ə'bliːk] [in'təːnus] [æb'dɔminis] 腹内斜肌

inguinal falx ['ingwinəl] [fælks] 腹股沟镰

transversus abdominis ['trænzvəːsəs] [æb'dɔminis] 腹横肌

transverse fascia ['trænzvəːs] ['feiʃə] 腹横筋膜

rectus abdominis ['rektəs] [æb'dɔminis] 腹直肌

tendinous intersection [ten'dinəs] 腱划

quadratus lumborum [kwɔ'dreitəs] ['lʌm'bərəm] 腰方肌

sheath of rectus abdominis [ʃiːθ] ['rektəs] [æb'dɔminis] 腹直肌鞘

inguinal canal ['ingwinəl] [kə'næl] 腹股沟管

inguinal triangle ['ingwinəl] ['traiæŋgl] 腹股沟三角

deep ring of inguinal canal [diːp] ['ingwinəl] [kə'næl] 腹股沟管深环

deep inguinal ring [diːp] ['ingwinəl] 腹股沟管深环

hesselbach triangle ['traiæŋgl] 海氏三角

sphincter ['sfiŋktə] 括约肌

sphincter ani externus ['sfiŋktə] ['eini] [eks'təːnus] 肛门外括约肌

cough [kɔf] 咳嗽

defecation [ˌdefi'keiʃən] 排便

oblique(indirect)hernia [ə'bliːk] ['həːniə] 斜疝

vomiting ['vɔmitiŋ] 呕吐

Musclesof Head And neck 头、颈肌

galea aponeurotica ['geiliə] [ˌæpənjuə'rəutikə] 帽状腱膜

epicranial aponeurosis [ˌepi'kreiniəl] [ˌæpənjuə'rəusis] 颅顶腱膜

facial muscle ['feiʃəl] ['mʌsl] 面肌

epicranius [ˌepi'kreiniəs] 颅顶肌

occipitofrontalis [ɔkˌsipitəu'frʌntəlis] 枕额肌

frontal belly of occipitofrontalis ['frʌntəl] ['beli] [ɔkˌsipitəu'frʌntəlis] 枕额肌枕腹

occipital belly of occipitofrontalis [ɔkˌsipitəu'frʌntəlis] 枕额肌枕腹

orbicular muscle [ɔː'bikjulə] ['mʌsl] 轮匝肌

orbicularis [ɔː'bikjuleəris] 轮匝肌

orbicularis oculi [ɔː'bikjuleəris] ['ɔːkjuli] 眼轮匝肌

buccinator ['bʌksineitə] 颊肌

orbicularis oris [ɔː'bikjuleəris] ['ɔːris] 口轮匝肌

masticatory muscle ['mæstikeitəri] ['mʌsl] 咀嚼肌

masseter [mæ'siːtə] 咬肌

temporalis ['tempəlis] 颞肌

medial pterygoid muscle ['miːdiəl] ['terigɔid] ['mʌsl] 翼内肌

lateral pterygoid muscle ['lætərəl] ['terigɔid] ['mʌsl] 翼外肌

platysma [plə'tizmə] 颈阔肌

sternocleidomastoid muscle [ˌstəːnəuˌkleidəu'æstɔid]

［'mʌsl］ 胸锁乳突肌

digastric muscle［dai'gæstrik］［'mʌsl］ 二腹肌

mylohyoid［ˌmailəu'haiɔid］ 下颌舌骨肌

stylohyoid muscle［ˌstailəu'haiɔid］［'mʌsl］ 茎突舌骨肌

geniohyoid muscle［ˌdʒiːniəu'izɔi］ 颏舌骨肌

sternohyoid muscle［ˌstəːnəu'haiɔid］［'mʌsl］ 胸骨舌骨肌

omohyoid muscle［ˌəuməu'haiɔid］［'mʌsl］ 肩胛舌骨肌

sternothyroid muscle［ˌstəːnəu'θairɔid］［'mʌsl］ 胸骨甲状肌

scalenus anterior［'skeiliːnəs］［æn'trəriə］ 前斜角肌

scalenus medius［'skeiliːnəs］［'miːdiəs］ 中斜角肌

scalenus posterior［'skeiliːnəs］［pɔ'stiəriə］ 后斜角肌

scalene fissure［'skeiliːn］［'fiʃə］ 斜角肌间隙

Muscles of Upper Limbs 上肢肌

deltoid［'deltɔid］ 三角肌

deltoid muscle［'deltɔid］ 三角肌

supraspinatus［ˌsjuːprə'spainətəs］ 冈上肌

supraspinous fossa［ˌsjuːprə'spainəs］［'fɔsə］ 冈上窝

infraspinatus［ˌinfrə'spainətəs］ 冈下肌

teres minor［'tiəriːz］［'mainə］ 小圆肌

teres major［'tiəriːz］［'meidʒə］ 大圆肌

biceps brachii［'baiseps］［'breikii］ 肱二头肌

tendon of long head of biceps［'tendən］［'baiseps］ 肱二头肌长头腱

coracobrachialis［ˌkɔːrəkəu'breikiəlis］ 喙肱肌

brachialis［'breikiəliəs］ 肱肌

triceps brachii［'traiseps］［'breikii］ 肱三头肌

brachioradialis［ˌbreikiəureidi'eilis］ 肱桡肌

pronator teres［prəu'neitə］［'tiəriːz］ 旋前圆肌

flexor carpi radialis［'fleksə］［'kɑːpai］［reidi'eilis］ 桡侧腕屈肌

palmaris longus［'pælməris］［'lɔŋgəs］ 掌长肌

flexor carpi ulnaris［'fleksə］［'kɑːpai］［ʌl'nɛəris］ 尺侧腕屈肌

flexor digitorum superficialis［'fleksə］［didʒ'tərəm］［suːpə'fiʃəlis］ 指浅屈肌

flexor pollicis longus［'fleksə］［'pɔlisiːs］［'lɔŋgəs］ 拇长屈肌

flexor digitorum profoundus［'fleksə］［didʒ'tərəm］［prə'faundəs］ 指深屈肌

pronator quadratus［prəu'neitə］［kwɔ'dreitəs］ 旋前方肌

extensor carpi radialis longus［ik'stensə］［'kɑːpai］［reidi'eilis］［'lɔŋgəs］ 桡侧腕长伸肌

extensor carpi radialis brevis［ik'stensə］［'kɑːpai］［reidi'eilis］［'brevis］ 桡侧腕短伸肌

extensor digiti minimi［ik'stensə］［'didʒiti］［'minimi］ 小指伸肌

extensor carpi ulnari［ik'stensə］［'kɑːpai］［ʌl'nɛəris］ 尺侧腕伸肌

supinator［'sjuːpineitə］ 旋后肌

abductor pollicis longus［æb'dʌktə］［'pɔlisiːs］［'lɔŋgəs］ 拇长展肌

extensor pollicis brevis［ik'stensə］［'pɔlisiːs］［'brevis］ 拇短伸肌

extensor pollicis longus［ik'stensə］［'pɔlisiːs］［'lɔŋgəs］ 拇长伸肌

extensor indicis［ik'stensə］［'indisis］ 示指伸肌

thenar［'θiːnɑː］ 鱼际

thenar muscle［'θiːnɑː］ 鱼际肌

abductor pollicis brevis［æb'dʌktə］［'pɔlisiːs］［'brevis］ 拇短展肌

flexor pollicis brevis［'fleksə］［'pɔlisiːs］［'brevis］ 拇短屈肌

opponens pollicis［ə'pəunenz］［'pɔlisiːs］ 拇对掌肌

adductor pollicis［æb'dʌktə］［'pɔlisiːs］ 拇收肌

hypothenar［hai'pɔθinə］ 小鱼际

hypothenar muscle［hai'pɔθinə］ 小鱼际肌

abductor digiti minimi［æb'dʌktə］［'didʒti］［'minimi］ 小指展肌

flexor digiti minimi brevis［'fleksə］［'didʒiti］［'minimi］［'brevis］ 小指短屈肌

opponens digiti minimi［ə'pəunenz］［'didʒiti］［'minimi］ 小指对掌肌

opposition movement［ɔ'pəziʃən］［'muːvmənt］ 对掌运动

extensor digitorum［ik'stensə］［didʒ'tərəm］ 指伸肌

extensor digitorum longus［ik'stensə］［didʒ'tərəm］［'lɔŋgəs］ 指（趾）长伸肌

flexor digitorum longus［'fleksə］［didʒ'tərəm］［'lɔŋgəs］ 指（趾）长屈肌

lumbrical［'lʌmbrikəl］ 蚓状肌（的）

lumbricales［'lʌmbrikəliz］ 蚓状肌（复）

interosseous muscle［ˌintər'ɔsiəs］ 骨间肌

palmar interossei [ˈpælmə] [ˌintərˈɔsiai]　骨间掌侧肌

dorsal interossei [ˈdɔːsəl] [ˌintəˈɔsiəai]　骨间背侧肌

trilateral foramen [traiˈlætərəl] [fəˈreimən]　三边孔

triangular space [traiˈæŋgjulə] [speis]　三边孔

quadrangular space [ˌkwɔdræŋgjulə] [speis]　四边孔

quadrilateral foramen [ˌkwɔdriˈlætərəl] [fəˈreimən]　四边孔

axillary fossa [ækˈsiləri]　腋窝

cubital fossa [ˈkjuːbitəl] [ˈfɔsə]　肘窝

Musclesof Lower Limbs　下肢肌

iliopsoas [ˌiliəuˈsəuəs]　髂腰肌

psoas major [ˈsəuəs] [ˈmeidʒə]　腰大肌

iliacus [ˈiliækəs]　髂肌

tensor fasciae latae [ˈtensə] [ˈfæʃiː] [ˈleitiː]　阔筋膜张肌

gluteus maximus [ˈgluːtiəs] [ˈmæksiməs]　臀大肌

gluteus medius [ˈgluːtiəs] [ˈmiːdiəs]　臀中肌

gluteus minimus [ˈgluːtiəs] [ˈminiməs]　臀小肌

quadratus femoris [kwɔˈdreitəs] [ˈfeməris]　股方肌

quadriceps femoris [ˈkwɔdriseps] [ˈfeməris]　股四头肌

vastus intermedius [ˈvastəs] [intəˈmiːdiəs]　股中间肌

vastus lateralis [ˈvastəs] [ˈlætərəlis]　股外侧肌

vastus medialis [ˈvastəs] [ˈmiːdiəlis]　股内侧肌

rectus femoris [ˈrektəs] [ˈfeməris]　股直肌

patellar ligament [pəˈtelə] [ˈligmənt]　髌韧带

tendon of quadriceps femoris [ˈtendən] [ˈkwɔdriseps] [ˈfeməris]　股四头肌腱

pectineus [pekˈtiniəs]　耻骨肌

adductor longus [əˈdʌktə] [ˈlɔŋgəs]　长收肌

gracilis [ˈgræsilis]　股薄肌

adductor brevis [əˈdʌktə] [ˈbrevis]　短收肌

adductor magnus [əˈdʌktə] [ˈmægnəs]　大收肌

tendon of adductor magnus [ˈtendən] [əˈdʌktə]　大收肌腱

adductor tendinous hiatus [əˈdʌktə] [tenˈdinəs] [haiˈeitəs] (opening)　收肌腱裂孔

biceps femoris [ˈbaiseps] [ˈfeməris]　股二头肌

semimembranosus [ˌsemiˈmembrənəsəs]　半膜肌

semitendinosus [ˌsemitenˈdinəsəs]　半腱肌

tibialis anterior [ˈtibiəlis] [ænˈtiəriə]　胫骨前肌

flexor hallucis longus [ˈfleksə] [həˈluːsis] [ˈlɔŋgəs]　拇长屈肌

peroneus brevis [pəˈrəuniəs] [ˈbrevis]　腓骨短肌

peroneus longus [pəˈrəuniəs] [ˈlɔŋgəs]　腓骨长肌

triceps surae [ˈtraiseps] [ˈsjuriː]　小腿三头肌

gastrocnemius [ˌgæstrɔkˈniːmiəs]　腓肠肌

lateral head of gastrocnemius [ˈlætərəl] [ˌgæstrɔkˈniːmiəs]　腓肠肌外侧头

soleus [ˈsəuliəs]　比目鱼肌

tendo calcaneus [ˈtendəu] [kælˈkeiniəs]　跟腱

popliteus [pɔpˈlitiəs]　腘肌

tibialis posterior [ˈtibiəlis] [pɔsˈtiəriə]　胫骨后肌

suprapiriformis foramen [ˌsjuːprəpiriˈfɔːmis]　梨状肌上孔

infrapiriformis foramen [ˌinfrəpiriˈfɔːmis] [fəˈreimən]　梨状肌下孔

femoral triangle [ˈfe|mərəl] [ˈtriæŋgl]　股三角

adductor canal [əˈdʌktə] [kəˈnæl]　收肌管

femoral canal [ˈfemərəl] [kəˈnæl]　股管

lacuna musculorum [ləˈkjuːnə] [ˌmʌskjuˈlərəm]　肌腔隙

lacuna vasorum [ləˈkjuːnə] [ˈvæsərəm]　血管腔隙

lacuna ligament [ləˈkjuːnə] [ˈligmənt]　腔隙韧带

General Description of Splanchnology　内脏学概述

viscera [ˈvisərə]　内脏

splanchnology [splæŋkˈnɔlədʒi]　内脏学

hilum / porta [ˈhailəm] [ˈpɔːtə]　（器官的）门

anterior median line [ˈmiːdjən]　前正中线

sternal line [ˈstəːnl]　胸骨线

midclavicular line [ˌmidkləˈvikjulə]　锁骨中线

parasternal line [ˌpærəˈstəːnl]　胸骨旁线

anterior axillary line [ækˈsiləri]　腋前线

posterior axillary line　腋后线

scapular line [ˈskæpjulə]　肩胛线

posterior median line　后正中线

umbilical region [ʌmbiˈlaikəl]　脐区

epigastric region [ˌepiˈgæstrik]　腹上区

hypogastric region [ˈhaipəuˈgæstrik]　腹上区

hypochondriac region [ˌhaipəuˈkɔndriæk]　季肋区

lateral region　外侧区

iliac region [ˈiliæk]　髂区

Alimentary System　消化系统

alimentary (digestive) system [ˌæliˈmentəri]　消化系统

alimentary (digestive) canal [kəˈnæl]　消化管

alimentary(digestive) gland [glænd]　消化腺

oral cavity ['ɔːrəl]　口腔

oral vestibule ['vestibjuːl]　口腔前庭

oral cavity proper　固有口腔

palate ['pælət]　腭

palatine velum ['pælətain]['viːləm]　腭帆

palatoglossal arch [ˌpælətə'glɔsəl]　腭舌弓

palatopharyngeal arch [ˌpælətəufærin'dʒiəl]　腭咽弓

palatine tonsil ['tɔnsil]　腭扁桃体

isthmus of fauces ['isməs]['fɔːsiːz]　咽峡

teeth　牙

deciduous teeth [di'sidʒuəs]　乳牙

permanent teeth ['pəːmənənt]　恒牙

incisors [in'saizəz]　切牙

canine teeth ['keinain]　尖牙

molars ['məulə]　磨牙

premolars[preməu'lərz]　前磨牙

tongue [tʌŋ]　舌

papillae of tongue [pə'pilə]　舌乳头

vallate papilla ['væleit]　轮廓乳头

fungiform papilla ['fʌndʒifɔːm]　菌状乳头

foliate papilla ['fəulieit]　叶状乳头

filiform papilla ['filifɔːm]　丝状乳头

lingual tonsil ['liŋgwəl]['tɔnsil]　舌扁桃体

frenulum of tongue ['frenjuləm]　舌系带

sublingual caruncle ['kærəŋkl]　舌下阜

sublingual fold [fəuld]　舌下襞

intrinsic lingual muscle [in'trinsik]　舌内肌

extrinsic lingual muscle [eks'trinsik]　舌外肌

genioglossus [ˌdʒəniəu'glɔsə]　颏舌肌

salivary gland ['sælivəri]　唾液

parotid gland [pə'rɔtid]　腮腺

parotid duct　腮腺管

sublingual gland　舌下腺

submandibular gland [ˌsʌbmæn'dibjulə]　下颌下腺

pharynx ['færiŋks]　咽

nasopharynx [ˌneizəu'færiŋks]　鼻咽

pharyngeal opening of auditory tube [ˌfæriŋ'dʒiəl]['ɔːditəri]['tjuːb]　咽鼓管咽口

tubal torus ['tɔːrəs]　咽鼓管圆枕

pharyngeal recess [ri'ses]　咽隐窝

pharyngeal tonsil ['tɔnsəl]　咽扁桃体

tubal tonsil ['tjuːbl]　咽鼓管扁桃体

oropharynx [ˌɔurə'færiŋks]　口咽

laryngopharynx [ləˌriŋəu'færiŋks]　喉咽

piriform recess ['pirə,fɔːm]　梨状隐窝

esophagus [i(ː)'sɔfəgəs]　食管

greater curvature of stomach ['kəːvətʃə]　胃大弯

lesser curvature of stomach　胃小弯

angular incisure ['æŋgjulə][in'saizə]　角切迹

cardia ['kɑːdiə]　贲门

pylorus [pai'lɔːrəs]　幽门

pyloric canal [pai'lɔːrik]　幽门管

pyloric antrum ['æntrəm]　幽门窦

small intestine [in'testin]　小肠

duodenum [ˌdju(ː)əu'diːnəm]　十二指肠

ilium ['iliəm]　回肠

jejunum [dʒi'dʒuːnəm]　空肠

duodenal bulb [bʌlb]　十二指肠球部

major duodenal papilla [ˌdju(ː)əu'diːnl]　十二指肠大乳头

minor duodenal papilla　十二指肠小乳头

duodenojejunal flexure [ˌdju(ː)əudiːnəu'dʒidʒuːnəl]　十二指肠空肠曲

suspensory ligament of duodenum [səs'pensəri]　十二指肠悬韧带

solitary lymphatic follicles [lim'fætik]['fɔlikl]　孤立淋巴滤泡

aggregated lymphatic follicles ['ægrigeitid]　集合淋巴滤泡

large intestine　大肠

colic bands ['kɔlik]　结肠带

haustra of colon ['hɔːstrə]　结肠袋

epiploicae appendices [ˌepi'plɔisiː][ə'pendiks]　肠脂垂

cecum ['siːkəm]　盲肠

ileocecal orifice [ˌiliəu'siːkəl]['ɔrifis]　回盲口

ileocecal valve [vælv]　回盲瓣

vermiform appendix ['vəːmifɔːm]　阑尾

colon [kəu'ləun]　结肠

ascending colon　升结肠

transverse colon　横结肠

descending colon　降结肠

sigmoid colon ['sigmɔid]　乙状结肠

rectum ['rektəm]　直肠

sacral flexure of rectum ['seikrəl]　直肠骶曲

perineal flexure of rectum [ˌperi'niːl]　直肠会阴曲

ampulla of rectum [æm'pulə]['rɔktəm]　直肠壶腹

anal canal ['einəl] 肛管

anal column ['kɔləm] 肛柱

anal pecten ['pektən] 肛梳

anal valves [vælv] 肛瓣

anal sinuses ['sainəs] 肛窦

anocutaneous line [ˌeinəu'kju(ː)teinjəs] 肛皮线

dentate line ['denteit] 齿状线

anorectal line [ˌeinəu'rektəl] 肛直肠线

anus ['einəs] 肛门

liver 肝

diaphragmatic surface [ˌdaiəfræg'mætik] 膈面

visceral surface ['visərəl] 脏面

falciform ligament of liver ['fælsifɔːm] 肝镰状韧带

porta hepatis (hilum of liver) ['pɔːtə] [hi'pætis] 肝门

ligamentum teres hepatis [ˌligə'mentəm] ['teˌriːz] 肝圆韧带

ligamentum venosum 静脉韧带

right lobe 右叶

left lobe 左叶

caudate lobe ['kɔːdeit] 尾状叶

quadrate lobe ['kwɔdrit] 方叶

gallbladder ['gɔːlblædə] 胆囊

fundus of gallbladder ['fʌndəs] 胆囊底

body of gallbladder 胆囊体

neck of gallbladder 胆囊颈

cystic duct ['sistik] 胆囊管

trigone of Gallbladder ['traigəun] 胆囊三角

hepatic duct [hi'pætik] 肝管

common hepatic duct 肝总管

common bile duct [bail] 胆总管

hepatopancreatic ampulla [ˌhipətəu'pænkriætik] 肝胰壶腹

pancreas ['pænkriəs] 胰腺

pancreatic duct [ˌpæn kri'ætik] 胰管

accessory pancreatic duct [æk'sesəri] 副胰管

Respiratory System 呼吸系统

respiratory system [ris'paiərətəri] 呼吸系统

respiratory tract 呼吸道

upper respiratory tract 上呼吸道

lower respiratory tract 下呼吸道

external nose [eks'təːnl] 外鼻

nasal cavity ['neizəl] 鼻腔

proper nasal cavity 固有鼻腔

nasal vestibule ['vestibjuːl] 鼻前庭

nasal septum ['septəm] 鼻中隔

nasal limen ['laimən] 鼻阈

nasal concha ['kɔŋkə] 鼻甲

nasal conchae ['kɔŋkiː] 鼻甲(复数)

nasal meatus [mi'eitəs] 鼻道

sphenoethmoidal recess [ˌsfiːnəu'eθmɔidl] 蝶筛隐窝

ethmoidal bulb [eθ'mɔidl] 筛泡

ethmoidal infundibulum [eθ'mɔidl] [ˌinfʌn'dibjuləm] 筛漏斗

semilunar hiatus [ˌsemi'luːnə] [hai'eitəs] 半月裂孔

olfactory region [ɔl'fæktəri] ['riːdʒən] 嗅区

respiratory region 呼吸区

paranasal sinuses [ˌpærə'neizəl] ['sainəs] 鼻旁窦

frontal sinus ['frʌntl] 额窦

sphenoidal sinus [sfi'nɔidl] 蝶窦

ethmoidal sinus [eθ'mɔidl] 筛窦

maxillary sinus [mæk'siləri] 上颌窦

pharynx ['færiŋks] 咽

larynx ['læriŋks] 喉

laryngeal cartilage [ˌlærin'dʒiəl] ['kɑːtilidʒ] 喉软骨

thyroid cartilage ['θairɔid] 甲状软骨

anterior horn [hɔːn] 前角

laryngeal prominence [ˌlærin'dʒiəl] ['prɔminəns] 喉结

superior notch [nɔtʃ] 上切迹

superior cornu ['kɔːnju] 上角

inferior cornu 下角

epiglottic cartilage [ˌepi'glɔtik] 会厌软骨

epiglottis [ˌepi'glɔtis] 会厌

cricoid cartilage ['kraikɔid] 环状软骨

lamina of cricoid cartilage ['læminə] 环状软骨板

arch of cricoid cartilage [ɑːtʃ] 环状软骨弓

arytenoid cartilage [ˌæri'tiːnɔid] 杓状软骨

vocal process ['vəukəl] ['prəuses] 声带突

muscular process ['mʌskjulə] 肌突

quadrangular membrane [kwɔ'dræŋgjulə] ['membrein] 方形膜

conus elasticus ['kəunəs] [i'læstikəs] 弹性圆锥

vestibular ligament [ves'tibjulə] 前庭韧带

vestibular fold 前庭襞

vocal ligament 声韧带

vocal fold 声带

thyrohyoid membrane [ˌθairəˈhaiɔid] 甲状舌骨膜

cricothyroid joint [ˌkraikəˈθairɔid] 环甲关节

cricoarytenoid joint [ˌkraikəˌæriˈtiːnɔid] 环杓关节

muscles of larynx 喉肌

cricothyroid muscle 环甲肌

posterior cricoarytenoid muscle 环杓后肌

lateral cricoarytenoid muscle 环杓侧肌

thyroarytenoid muscle [ˌθairəˌæriˈtiːnɔid] 甲杓肌

rima vestibuli [ˈraimə] [ˈvestibjulai] 前庭裂

fissure of glottis [ˈfiʃə] [ˈglɔtis] 声门裂

laryngeal cavity 喉腔

laryngeal vestibule [vesˈtibjuːl] 喉前庭

intermedial cavity of larynx [ˌintəˈmiːdiəl] 喉中间腔

infraglottic cavity [ˌinfrəˈglɔtik] 声门下腔

ventricle of larynx [ˈventrikl] 喉室

glottis [ˈglɔtis] 声门

trachea [trəˈkiə] 气管

bifurcation of trachea [ˌbaifəˈkeiʃən] 气管权

carina of trachea [kəˈrainə] 气管隆嵴

membranous wall [ˈmembrənəs] 膜壁

right principal bronchus [ˈbrɔŋkəs] 右主支气管

left principal bronchus 左主支气管

bronchi [ˈbrɔŋkai] 支气管(复数)

lung [lʌŋ] 肺

apex of lung [ˈeipeks] 肺尖

base of lung 肺底

diaphragmatic surface [ˌdaiəfrægˈmætik] 膈面

costal surface [ˈkɔstəl] 肋面

medial surface [ˈmiːdjəl] 内侧面

mediastinal surface [ˌmiːdiæsˈtainl] 纵隔面

hilum of lung [ˈhailəm] 肺门

root of lung 肺根

anterior border 前缘

posterior border 后缘

inferior border 下缘

cardiac notch of left lung [ˈkɑːdiæk] 左肺心切迹

lingula of left lung [ˈliŋgjulə] 左肺小舌

horizontal fissure [ˈfiʃə] 水平裂

oblique fissure [əˈbliːk] 斜裂

superior lobe [ləub] 上叶

middle lobe 中叶

inferior lobe 下叶

thorax [ˈθɔːræks] 胸腔

diaphragm [ˈdaiəfræm] 膈

mediastinum [ˌmiːdiæsˈtainəm] 纵隔

pleura [ˈpluərə] 胸膜

visceral pleura [ˈvisərəl] 脏胸膜

parietal pleura [pəˈraiitl] 壁胸膜

costal pleura [ˈkɔstəl] 肋胸膜

diaphragmatic pleura [ˌdaiəfræmgˈmætik] 膈胸膜

mediastinal pleura [ˌmiːdiæsˈtainl] 纵隔胸膜

cupula of pleura [ˈkjuːpjulə] 胸膜顶

pleural cavity [ˈpluərəl] 胸膜腔

costodiaphragmatic recess [kɔstəˌdaiəfræmgˈmætik] 肋膈隐窝

Urinary System 泌尿系统

the urinary system [ˈjuərinəri] 泌尿系统

kidney [ˈkidni] 肾

ureter [juəˈriːtə] 输尿管

urinary bladder [ˈblædə] 膀胱

urethra [juəˈriːθrə] 尿道

renal hilum [ˈriːnl] [ˈhailəm] 肾门

renal pedicle [ˈpedikl] 肾蒂

renal sinus [ˈsainəs] 肾窦

minor renal calyx(calices) [ˈkeiliks] [ˈkeilisiːz] 肾小盏

major renal calyx(calices) 肾大盏

renal pelvis [ˈpelvis] 肾盂

renal cortex [ˈkɔːteks] 肾皮质

renal glomerulus (glomeruli) [gləuˈmerjuləs] [gləuˈmerjulai] 肾小球

renal tubulus [ˈtjuːbjuːl] 肾小管

renal medulla [meˈdʌlə] 肾髓质

renal pyramids [ˈpirəmid] 肾椎体

renal papilla(papillae) [pəˈpilə] [pəˈpiliː] 肾乳头

papillary foramen(foramina) [pəˈpiləri] [fəˈreimən] [fəˈræminə] 乳头孔

renal column [ˈkɔləm] 肾柱

fibrous capsule [ˈfaibrəs] [ˈkæpsjuːl] 纤维囊

adipose capsule [ˈædipəus] 脂肪囊

renal fascia [ˈfæʃiə] 肾筋膜

the intramural part [ˌintrəˈmjuərəl] 壁内段

fundus [ˈfʌndəs] 底

trigone of bladder [ˈtraigəun] 膀胱三角

ureteric orifice [ˌjuəriˈterik] [ˈɔrifis] 输尿管口

internal urethral orifice [juəˈriːθrəl] 尿道内口

external urethral orifice 尿道外口

interureteric ridge [ˌintəˌjuəriˈterik] [ridʒ] 输尿管

间襞

cystoscope ['sistəskəup] 膀胱镜

pubic symphysis ['pju:bik] ['simfisis] 耻骨联合

rectovesical pouch [ˌrektəu'vesikəl] [pautʃ] 直肠膀
胱陷凹

vesicouterine pouch [ˌvesikəu'ju:tərain] 膀胱子宫
陷凹

Reproductive System of Male 男性生殖系统

gonad ['gɔnæd] 生殖腺

hormone ['hɔ:məun] 激素

testis(testes) ['testis] ['testi:z] 睾丸

tunica albuginea ['tju:nikə] [ˌælbə'dʒi:njə] 白膜

mediastinum testis [ˌmi:diæs'tainəm] 睾丸纵隔

septulum(septula) testis ['septju:ləm] ['septju:lə]
睾丸小隔

lobule of testis ['lɔbju:l] 睾丸小叶

contorted seminiferous tubule [kən'tɔ:tid]
[ˌsemi'nifərəs] 精曲小管

straight seminiferous tubule 精直小管

rete testis ['ri:ti:] 睾丸网

efferent ductule of testis ['efərənt] ['dʌktjul] 睾丸
输出小管

sperm [spə:m] 精子

testosterone [tes'tɔstərəun] 雄激素

epididymis(epididymides) [ˌepi'didimis]
[ˌepi'didimidi:z] 附睾

duct of epididymis 附睾管

ductus deferens ['dʌktəs] ['defərəns] 输精管

funicular part [fju(:)'nikjulə] 精索部

superficial inguinal ring [i'ŋgwinəl] 腹股沟管浅环

deep inguinal ring 腹股沟管深环

vasectomy [væ'sektəmi] 输精管结扎术

ampulla ductus deferentis [æm'pulə] ['defərəntis]
输精管壶腹

spermatic cord [spə:'mætik] 精索

pampiniform plexus of vein [pæm'pinifɔ:m]
['pleksəs] 蔓状静脉丛

remnants of the vaginal process ['remnənt]
[və'dʒainəl, 'vædʒinəl] 鞘韧带

cremaster [kri'mæstə] 提睾肌

ejaculatory duct [i'dʒækjulətəri] 射精管

seminal fluid ['si:minl] 精液

prostatic portion [prɔ'stætik] 前列腺部

membranous portion ['membrənəs, mem'breinəs]
膜部

cavernous portion ['kævənəs] 海绵体部

urogenital diaphragm [ˌjuərəu'dʒenitl] ['daiəfræm]
尿生殖膈

bulbous portion of urethra ['bʌlbəs] 尿道球部

navicular fossa of urethra [nə'vikjulə] ['fɔsə] 尿道
舟状窝

subpubic curvature [sʌb'pju:bik] ['kə:vətʃə] 耻骨
下弯

prepubic curvature [pri'pju:bik] 耻骨前弯

seminal vesicle ['vesikl] 精囊

prostate ['prɔsteit] 前列腺

bulbourethral gland [ˌbʌlbəu'juə'ri:θrəl] [glænd]
尿道球腺

scrotum ['skrəutəm] 阴囊

dartos ['da:tɔs] 肉膜

tunica vaginalis of testis ['tju:nikə] 睾丸鞘膜

penis ['pi:nis] 阴茎

glans of penis [glænz] 阴茎头

crus of penis [krʌs] 阴茎脚

prepuce ['pri:pju:s] 阴茎包皮

Reproductive System of Female 女性生殖系统

ovary ['əuvəri] 卵巢

ovum ['əuvəm] 卵子

estrogen ['estrədʒən] 雌激素

progesterone [prəu'dʒestərəun] 孕激素

uterine tube ['ju:tərain] 输卵管

isthmus ['isməs, 'isθməs] 峡

salpingectomy [sælpin'dʒektəmi] 输卵管结扎术

fertilization [ˌfə:tilai'zeiʃən] 受精

infundibulum of uterine tube [ˌinfʌn'dibjuləm] 输卵
管漏斗部

fimbria(fimbriae) ['fimbriə] ['fimbrii:] 伞

uterus ['ju:tərəs] 子宫

menstrual flow ['menstruəl] 月经

cervix ['sə:viks] 子宫颈

vaginal part of cervix [və'dʒainəl, 'vædʒinəl] 子宫
颈阴道部

supravaginal part of cervix [ˌsju:prə'vædʒinəl] 子宫
颈阴道上部

rectouterine pouch [ˌrektəu'ju:tərain] 直肠子宫
陷凹

anteversion [ˌænti'və:ʃən] 子宫前倾

anteflect [ˈæntiflekt] 子宫前曲

broad ligament　子宫阔韧带

mesosalpinx [ˌmezəuˈsælpinks]　输卵管系膜

mesovarium [ˌmezəuˈvɛəriəm]　卵巢系膜

mesometrium [ˌmezəuˈmiːtriəm]　子宫系膜

round ligament　子宫圆韧带

cardinal ligament [ˈkɑːdinəl]　子宫主韧带

vagina [vəˈdʒainə]　阴道

fornix of vagina [ˈfɔːniks]　阴道穹

greater vestibular gland [vesˈtibjulə(r)]　前庭大腺

bulb of vestibule [bʌlb] [ˈvestibjuːl]　前庭球

vaginal vestibule　阴道前庭

female pudendum [pjuːˈdendəm]　女阴

mons pubis [mɔnz] [ˈpjuːbis]　阴阜

clitoris [ˈklitəris]　阴蒂

mamma(mammae) [ˈmæmə] [ˈmæmiː]　乳房

mammary gland [ˈmæməri]　乳腺

lactiferous ducts [lækˈtifərəs]　输乳管

nipple [ˈnipl]　乳头

suspensory ligament of breast [səsˈpensəri] [brest]　乳房悬韧带

Peritoneum　腹膜

peritoneum [ˌperitəuˈniːəm]　腹膜

parietal peritoneum [pəˈraivətəl]　壁腹膜

visceral peritoneum　脏腹膜

peritoneal cavity [ˌperitəuˈniəl]　腹膜腔

intraperitoneal viscera [ˌintrəˌperitəˈniːəl]　腹膜内位器官

interperitoneal viscera [ˌintəˌperitəˈniːəl]　腹膜间位器官

retroperitoneal viscera [ˌretrəuˌperitəˈniːəl]　腹膜外位器官

General Description of Angiology　脉管学总论

angiology [ˌændʒiˈɔlədʒi]　脉管学,血管淋巴学

cardiovascular system [ˌkɑːdiəuˈvæskjulə]　心血管系统

lymphatic system　淋巴系统

cardiovascular circuit [ˈsəːkit]　血液循环

systemic circulation [ˌsəːkjuˈleiʃən]　体循环

pulmonary circulation　肺循环

vascular anastomosis [ˈvæskjulə] [ˌænəstəˈməusis]　血管吻合

venous anastomosis [ˈviːnəs]　静脉吻合

arterovenous anastomosis　动静脉吻合

collateral anastomosis [kəˈlætərəl]　侧支吻合

Heart　心

cardiac apex [ˈkɑːdiæk] [ˈeipeks]　心尖

cardiac base　心底

sternocostal surface [ˌstəːnəuˈkɔstəl]　胸肋面

diaphragmatic surface [ˌdaiəfrægˈmætik]　膈面

coronary groove [ˈkɔrənəri] [gruːv]　冠状沟

anterior interventricular groove [ˌintəvenˈtrikjulə(r)]　前室间沟

interatrial groove [ˌintərˈeitriəl]　房间沟

cardiac apical incisure [ˈæpikəl]　心尖切迹

atrioventricular crux [ˌeitriəuvenˈtrikjulə(r)] [krʌks]　房室交点

endocardium [ˌendəuˈkɑːdiəm]　心内膜

myocardium [ˌmaiəuˈkɑːdiəm]　心肌(层)

epicardium [ˌepiˈkɑːdiəm]　心外膜

tricuspid complex [traiˈkʌspid]　三尖瓣复合体

bicuspid complex [baiˈkʌspid]　二尖瓣复合体

annuli of tricuspid valve [ˈænjulai]　三尖瓣环

annulus of aortic valve [eiˈɔːtik]　主动脉瓣环

tendinous cord [ˈtendinəs] [kɔːd]　腱索

papillary muscle [pəˈpiləri]　乳头肌

right fibrous trigone [ˈtraigəun]　右纤维三角

cardiac chambers [ˈtʃeimbəz]　心腔

atrium [ˈɑːtriəm]　心房

ventricle [ˈventrikl]　心室

atrium proper [ˈprɔpə]　固有心房

right auricle [ˈɔːrikl]　右心耳

pectinate muscle [ˈpektinit]　梳状肌

sinus venarum cavarum　腔静脉窦

orifice of the coronary sinus [ˈɔrifis]　冠状窦口

orifice of the superior vena cava [ˈviːnə] [ˈkeivə]　上腔静脉口

orifice of the inferior vena cava　下腔静脉口

right atrioventricular orifice　右房室口

Fossa ovalis [ˈfɔsə]　卵圆窝

triangle of Koch [ˈtraiæŋgl]　Koch 三角

trabeculae carneae [trəˈbekjuli] [ˈkɑːni]　肉柱

septomarginal trabecula [ˌseptəuˈmɑːdʒinəl]　隔缘肉柱

aortic vestibule [eiˈɔːtik] [ˈvestibjuːl]　主动脉前庭

aortic orifice　主动脉口

sinuatrial node [ˌsainəuˈeitriəl]　窦房结

atrioventricular node [ˌeitriəuvenˈtrikjulə(r)]　房室结

internodal tract ['intəˌnəudəl]　结间束

atrioventricular bundle ['bʌndl]　房室束

left and right branches　左、右束支

coronary artery ['kɔrənəri]　冠状动脉

anterior interventricular branch [ˌintəven'trikjulə (r)]　前室间支

circumflex branch ['sə:kəmfleks]　旋支

coronary sinus　冠状窦

great cardiac vein ['kɑ:diæk]　心大静脉

pericardium [ˌperi'kɑ:djəm]　心包

fibrous pericardium ['faibrəs]　纤维心包

serous pericardium ['siərəs]　浆膜心包

pericardium cavity　心包腔

transverse sinus of pericardium ['trænzvə:s]　心包横窦

oblique sinus of pericardium [ə'bli:k]　心包斜窦

Arteries　动脉

pulmonary trunk ['pʌlmənəri]　肺动脉干

arterial ligament [ɑ:'tiəriəl]　动脉韧带

ductus arteriosus ['dʌktəs]　动脉导管

aorta [ei'ɔ:tə]　主动脉

ascending aorta　升主动脉

arch of the aorta　主动脉弓

brachiocephalic trunk ['bræki,əusə'fælik]　头臂干

subclavian artery [sʌb'kleiviən]　锁骨下动脉

common / external / internal carotid artery [kə'rɔtid]　颈总/外/内动脉

carotid sinus ['sainəs]　颈动脉窦

carotid body　颈动脉小体

superior/inferior thyroid artery　甲状腺上/下动脉

lingual/facial aorta　舌动脉/面动脉

angular aorta ['æŋgjulə]　内眦动脉

superficial temporal aorta ['tempərəl]　颞浅动脉

maxillary aorta [mæk'siləri]　上颌动脉

middle meningeal aorta [mi'nindʒiəl]　脑膜中动脉

vertebral aorta ['və:tibrəl]　椎动脉

internal thoracic aorta　胸廓内动脉

thyrocervical trunk　甲状颈干

axillary artery [æk'siləri]　腋动脉

thoracoacromial aorta [ˌθɔ:rəkəuə'krəumiəl]　胸肩峰动脉

lateral thoracic aorta　胸外侧动脉

subscapular aorta [sʌb'skæpjulə]　肩胛下动脉

posterior humeral circumflex aorta ['hju:mərəl] ['sə:kəmfleks]　旋肱后动脉

brachial aorta ['breikiəl]　肱动脉

radial aorta ['reidjəl]　桡动脉

ulnar aorta ['ʌlnə]　尺动脉

deep/superficial palmar arch ['pælmə]　掌深/浅弓

palmar metacarpal aorta [ˌmetə'kɑ:pl]　掌心动脉

common palmar digital aorta　指掌侧总动脉

proper palmar digital aorta　指掌侧固有动脉

thoracic aorta　胸主动脉

posterior intercostal aorta [ˌintə (:) 'kɔstl]　肋间后动脉

subcostal aorta [sʌb'kɔstl]　肋下动脉

bronchial aorta ['brɔŋkiəl]　支气管动脉

esophageal aorta [i(:)ˌsɔfə'dʒi(:)əl]　食管动脉

pericardial aorta [ˌperi'kɑ:diəl]　心包动脉

abdominal aorta [æb'dɔminl]　腹主动脉

lumbar aorta ['lʌmbə]　腰动脉

middle suprarenal aorta [ˌsju:prə'ri:nl]　肾上腺中动脉

renal aorta　肾动脉

testicular aorta [tes'tikjulə]　睾丸动脉

ovary aorta ['əu'vɛəriən]　卵巢动脉

celiac trunk ['si:liæk]　腹腔干

left/right gastric aorta ['gæstrik]　胃左/右动脉

common/proper hepatic aorta [hi'pætik]　肝总/固有动脉

splenic aorta ['spli:nik,'splenik]　脾动脉

gastroduodenal aorta [ˌgæstrəudju(:)əu'di:nl]　胃十二指肠动脉

cystic aorta ['sistik]　胆囊动脉

left/right gastroepiploic aorta [ˌgæstrəuˌepi'pləuik]　胃网膜左/右动脉

superior pancreaticoduodenal aorta [ˌpæŋkri'ætikəuˌdju(:)əu'di:nl]　胰十二指肠上动脉

superior/inferior mesenteric aorta [ˌmesən'terik]　肠系膜上/下动脉

jejunal aorta [dʒi'dʒu:nəl]　空肠动脉

ileal aorta ['iliəl]　回肠动脉

ileocolic aorta [ˌiliəu'kɔlik]　回盲肠动脉

right colic aorta ['kɔlik]　右结肠动脉

appendicular aorta [ˌæpən'dikjulə]　阑尾动脉

sigmoid aorta ['sigmɔid]　乙状结肠动脉

superior rectal aorta ['rekt(ə)l]　直肠上动脉

common/internal/external iliac aorta　髂总/内/外动脉

femoral aorta ['femərəl]　股动脉

obturator aorta ['ɔbtjuəreitə(r)z]　闭孔动脉

superior/inferior gluteal aorta [glu:'tiəl, 'glu:tiəl]　臀上/下动脉

umbilical aorta[ʌm'bilikəl]　脐动脉

superior vesical aorta ['vesikəl]　膀胱上动脉

uterine aorta ['ju:tərain]　子宫动脉

internal pudendal aorta [pju:'dendəl]　阴部内动脉

popliteal aorta [pɔp'litiəl]　腘动脉

anterior/posterior tibial aorta ['tibiəl]　胫前/后动脉

dorsal aorta of foot ['dɔ:səl]　足背动脉

lateral/medial circumflex femoral aorta ['femərəl]　旋股外/内侧动脉

perforating aorta ['pə:fəreit]　穿动脉

lateral/medial plantar aorta ['plæntə]　足底外/内侧动脉

peroneal aorta [ˌperə'niəl]　腓动脉

Veins　静脉

valve [vælv]　瓣,瓣膜;

anastomosis [əˌnæstə'məusis]　吻合

pl. anastomoses[əˌnæstə'məusi:z]

plexus ['pleksəs]　丛

pulmonary vein ['pʌlmənəri]　肺静脉

superior vena cava ['vi:nə] ['keivə]　上腔静脉

brachiocephalic vein [ˌbrækiəusə'fælik]　头臂静脉

azygos vein ['æzigɔs]　奇静脉

innominate vein [i'nɔminit]　无名静脉

venous angle ['vi:nəs] ['æŋgl]　静脉角

internal jugular vein ['dʒʌgjulə]　颈内静脉

sigmoid sinus ['sigmɔid]　乙状窦

carotid sheath [kə'rɔtid] [ʃi:θ]　颈动脉鞘

facial vein　面静脉

intracranial [ˌintrə'kreinjəl]　颅内的

extracranial [ˌekstrə'kreinjəl]　颅外的

vestibule ['vestibju:l]　前庭

cochlea ['kɔkliə]耳蜗　pl. cochleae['kɔklii:]或 cochleas

cochlear ['kɔkliə]　耳蜗的

cavernous ['kævənəs] sinus　海绵窦

the dangerous area ['deindʒrəs]　危险三角

retromandibular vein [ˌretrəumæn'dibjulə]　下颌后静脉

superficial temporal vein ['tempərəl]　颞浅静脉

maxillary vein [mæk'siləri]　上颌静脉

pterygoid venous plexus ['terigɔid] ['vi:nəs]　翼状静脉丛

deep facial vein　面深静脉

vein of the tongne　舌静脉

the pharyngeal vein [færiŋ'dʒi:əl]　咽静脉

posterior auricular vein [ɔ:'rikjulə]　耳后静脉

external jugular vein　颈外静脉

subclavian vein [sʌb'kleiviən]　锁骨下静脉

cephalic vein [se'fælik]　头静脉

basilic vein [bə'silik]　贵要静脉

median cubital vein ['mi:djən] ['kju:bitl]　肘正中静脉

dorsal metacarpal vein ['dɔ:səl] [ˌmetə'kɑ:pl]　手背静脉

dorsal venous rete of hand ['ri:ti:]　手背静脉网

radial vein ['reidjəl]　桡静脉

axillary vein [æk'siləri]　腋静脉

ulnar vein ['ʌlnə]　尺静脉

ascending lumbar vein [ə'sendiŋ] ['lʌmbə]　腰升静脉

posterior intercostal vein [ˌintə'kɔstl]　肋间后静脉

esophageal vein [i(:)ˌsɔfə'dʒi(:)əl, i(:)sɔu'feidʒiəl]　食管静脉

esophageal venous plexus ['pleksəs]　食管静脉丛

accessory hemiazygos vein [æk'sesəri] [hemi'æzigɔs]　副半奇静脉

hemiazygos vein [hemi'æzigɔs]　半奇静脉

bronchial vein ['brɔŋkiəl]　支气管静脉

inferior vena cava ['vi:nə] ['keivə]　下腔静脉

common iliac vein ['kɔmən] ['iliæk]　髂总静脉

internal/external iliac vein　髂内/髂外静脉

small saphenous vein [sə'fi:nəs]　小隐静脉(拉)

great saphenous vein　大隐静脉

superficial lateral femoral vein ['lætərəl] ['femərəl]　股外侧浅静脉

superficial medial femoral vein ['mi:djəl]　股内侧浅静脉

external pudendal vein [pju(:)'dendəl]　阴部外静脉

superficial epigastric vein [ˌepi'gæstrik]　腹壁浅静脉

superficial iliac circumflex vein ['sə:kəmfleks]　旋髂浅静脉

varicose vein or varicosis ['værikəus] [ˌværi'kəusis]　静脉曲张

popliteal vein ［pɔpˈlitiəl］ 腘静脉

anterior tibial vein ［ˈtibiəl］ 胫前静脉

posterior tibial vein 胫后静脉

femoral vein 股静脉

parietal tributary ［ˈpəˈraiitl］［ˈtribjutəri］ 壁支

visceral tributary ［ˈvisərəl］ 脏支

inferior phrenic vein ［ˈfrenik］ 膈下静脉 ˈ

lumbar vein 腰静脉

testicular vein ［tesˈtikjulə］ 睾丸静脉

pampiniform plexus ［pæmˈpinifɔːm］ 蔓状静脉丛

ovarian vein ［əuˈvεəriən］ 卵巢静脉

renal vein ［ˈriːnl］ 肾静脉

suprarenal vein ［ˌsjuːprəˈriːnl］ 肾上腺静脉

hepatic vein ［hiˈpætik］ 肝静脉

hepatic portal vein ［ˈpɔtl］ 肝门静脉

superior mesenteric vein ［ˌmesənˈterik］ 肠系膜上静脉

splenic vein ［ˈsplenik，ˈspliːnik］ 脾静脉

inferior mesenteric vein ［ˌmesənˈterik］ 肠系膜下静脉

left gastric vein ［ˈgæstrik］ 胃左静脉

right gastric vein 胃右静脉

cystic vein ［ˈsistik］ 胆囊静脉

paraumbilical vein ［ˌpærəˈʌmbiˈlaikəl］ 附脐静脉

esophagus venous plexus ［iˈsɔfəgəs］ 食管静脉丛

rectal venous plexus ［ˈrektəl］ 直肠静脉丛

paraumbilical venous rete ［ˌperiˈʌmbiˈlaikəl］［ˈriːtiː］ 脐周静脉网

vertebral venous plexus ［ˈvɜːtibrəl］ 椎静脉丛

"caput medusae" ［ˈkæpət］［miˈdjuːzə］ "海蛇头"

Lymphatic System 淋巴系统

lymph conducting vessel ［ˈvesl］ 淋巴管道

lymph ［limf］ 淋巴

lymphatic capillary ［limˈfætik］［kəˈpiləri］ 毛细淋巴管

lymphatic vessels 淋巴管

lymphatic trunks ［trʌŋk］ 淋巴干

lymphatic ducts 淋巴导管

endothelial cell ［ˌendəuˈθiːliəl］ 内皮细胞

venule ［ˈvenjuːl］ 小静脉

beaded ［ˈbiːdid］ 串珠状的：具一串念珠外观的

jugular trunk ［ˈdʒʌgjulə］ 颈干

subclavian trunk ［sʌbˈkleiviən］ 锁骨下干

bronchomediastinal trunk ［ˈbrɔŋkəuˌmiːdiæsˈtainəl］ 支气管纵隔干

lumbar trunk 腰干

intestinal trunk ［inˈtestinəl］ 肠干

thoracic duct ［θɔːˈræsik］ 胸导管

right lymphatic duct 右淋巴导管

cisterna chyli ［sisˈtəːnə］［ˈkaili］ 乳糜池

lymphoid tissue ［ˈlimfɔid］ 淋巴组织

lymphoid nodule ［ˈnɔdjuːl］ 淋巴小结

lymphoid organ 淋巴器官

lymph nodes ［nəud］ 淋巴结

afferent lymphatic vessel ［ˈæfərənt］ 输入淋巴管

efferent lymphatic vessel ［ˈefərənt］ 输出淋巴管

regional lymph node ［ˈriːdʒənəl］ 局部淋巴结

lymphocyte ［ˈlimfəsait］ 淋巴细胞

spleen ［spliːn］ 脾

splenic notch ［ˈsplenik，ˈspliːnik］［nɔtʃ］ 脾切迹

erythrocyte storage ［iˈriθrəusai］［ˈstɔːridʒ］ 血库

cytopoiesis ［saitəpɔiˈiːsis］ 细胞生成

phagocytosis ［ˌfægəusaiˈtəusis］ 吞噬作用

thymus ［ˈθaiməs］ 胸腺(拉)

Visual Organ 视器

sensory organ ［ˈsensəri］ 感觉器官

exteroceptors ［ˌekstərəuˈseptə］ 外感受器

proprioceptors ［ˌprəupriəˈseptə］ 本体感受器

interoceptors ［ˌintərəuˈseptə］ 内感受器

visual organ ［ˈvizjuəl］ 视觉器官

fibrous tunic ［ˈfaibrəs］［ˈtjuːnik］ 纤维膜

cornea ［ˈkɔːniə］ 角膜

sclera ［ˈskliərə］ 巩膜

vascular tunic ［ˈvæskjulə］ 血管膜

iris ［ˈaiəris］ 虹膜

ciliary body ［ˈsiliəri］ 睫状体

choroid ［ˈkɔːrɔid］ 脉络膜

sphincter pupillae ［ˈsfiŋktə］［pjuːˈpiliː］ 瞳孔括约肌

dilator pupillae ［daiˈleitə］ 瞳孔开大肌

ciliary zonule ［ˈzəunjuːl］ 睫状小带

retinna ［ˈretinə］ 视网膜

macula lutea ［ˈmækjulə］［ljutiə］ 黄斑

optic disc ［ˈɔptik］ 视神经盘

aqueous humor ［ˈeikwiəs］［ˈhjuːmə］ 房水

lens ［lenz］ 晶状体

vitreous body ［ˈvitriəs］ 玻璃体

refractive media ［riˈfræktiv］［ˈmiːdjə］ 屈光装置

eyelids [ˈɑilid] 眼睑

palpebral fissure [ˈpælpibrəl] [ˈfifə] 睑裂

lacrimal papilla [ˈlækriməl] [pəˈpilə] 泪乳头

lacrimal punctum [ˈpʌŋktəm] 泪点

conjunctiva [kənˈdʒʌŋktiv] 结膜

bulbar conjunctiva [ˈbʌlbə] 球结膜

parpebral conjunctiva [ˈpælpibrəl] 睑结膜

conjunctiva fornix [ˈfɔːnisiːz] 结膜穹隆

lacrimal apparatus [ˌæpəˈreitəs] 泪器

nasolacrimal duct [ˌneizəuˈlækriməl] 鼻泪管

extraocular muscle [ˌekstrəˈɔkjulə] 眼外肌

levator palpebrae superioris [liˈveitə] 上睑提肌

rectus superior [ˈrektəs] 上直肌

oblique inferior [əbˈlaikwəs] 下斜肌

Vestibulocochlear Organ 前庭蜗器

vestibulocochlear organ 前庭蜗器

external ear [eksˈtəːnl] 外耳

auricle [ˈɔːrikl] 耳廓

external acoustic meatus [əˈkuːstik] [mi(ː)ˈeitəs] 外耳道

tympanic membrane [timˈpænik] 鼓膜

cone of light [kəun] 光锥

umbo [ˈʌmbəu] 鼓膜凸

cartilaginous part [ˌkɑːtiˈlædʒinəs] 软骨部

bony part [ˈbəuni] 骨部

ceruminous gland [siˈruːminəs] 耵聍腺

anterior malleolar fold [məˈliːələ] 锤骨前襞

tegmental wall [təgˈmentl] 鼓室盖壁

jugular wall [ˈdʒʌgjulə] 颈静脉壁

carotid wall [kəˈrɔtid] 颈动脉壁

membranous wall [ˈmembrənəs] 膜壁

labyrinthine wall [ˌlæbəˈrinθain] 迷路壁

mastoid wall [ˈmæstɔid] 乳突壁

mastoid antrum [ˈæntrəm] 乳突窦

auditory ossicle [ˈɔːditəri] [ˈɔsikl] 听小骨

malleus [ˈmæliəs] 锤骨

incus [ˈiŋkəs] 砧骨

stapes [ˈsteipiːz] 镫骨

stapedius [stəˈpiːdiəs] 镫骨肌

tensor tympani [ˈtensə] [ˈtimpənai] 鼓膜张肌

auditory tube 咽鼓管

internal ear [inˈtəːnl] 内耳

bony labyrinth [ˈlæbərinθ] 骨迷路

cochlea [ˈkɔkliə] 耳蜗

vestibule [ˈvestibjuːl] 前庭

bony semicircular canal [semiˈsɔːkjulə] 骨半规管

membranous semicircular canal 膜半规管

fenestra vestibuli [fiˈnestrə] 前庭窗

fenestra cochleae 蜗窗

modiolus [məuˈdaiələs] 耳蜗轴

cochlear spiral canal [ˈspaiərəl] 蜗螺旋管

osseous spiral lamina [ˈɔsiəs] [ˈlæminə] 骨性螺旋板

scala vestibule [ˈskeilə] 前庭阶

scala tympani [ˈtimpənai] 鼓阶

utricle [ˈjuːtrikl] 椭圆囊

saccule [ˈsækjuːl] 球囊

cochlear duct [ˈkɔkliə] 耳蜗管

ampullary crest [æmˈpuləri] [krest] 壶腹嵴

macula utriuli [ˈmækjulə] [juːˈtrikjulai] 椭圆囊斑

macula sacculi 球囊斑

basilar membrane [ˈbæsilə] 基底膜

spiral membrane [ˈspaiərəl] 螺旋膜

General Description of nervous System 神经系统概述

central nervous system(CnS) 中枢神经系统

peripheral nervous system(PnS) [pəˈrifərəl] 周围神经系统

cranial nerve [ˈkreinjəl] 脑神经

spinal nerve 脊神经

visceral nerve [ˈvisərəl] 内脏神经

neuron [ˈnjuərɔn] 神经元

axon [ˈæksɔn] (神经元)轴突

dendrites [ˈdendrait] (神经元)树突

pseudounipolar neuron [ˌsjudəujuːniˈpəulə] 假单极神经元

bipolar neuron [baiˈpəulə] 双极神经元

multipolar neuron [ˌmʌltiˈpəulə] 多极神经元

sensory(motor)neuron [ˈsensəri] 感觉神经元

association neuron [əˌsəusiˈeiʃən] 联络神经元

neuroglia [njuˈrɔgliə] 神经胶质

reflex arc [ˈriːfleks] [ɑːk] 反射弧

afferent neuron [ˈæfərənt] 传入神经元

efferent neuron [ˈefərənt] 传出神经元

grey matter [grei] 灰质

white matter 白质

cortex [ˈkɔːteks] 皮质

nucleus [ˈnjuːkliəs] 神经核

ganglion ['gæɡliən]　神经节

medulla [me'dʌlə]　髓质

fasciculus tract [fə'sikjuləs]　纤维束

Spinal Cord　脊髓

cervical （lumbosacral） enlargement ['sə:vikəl] [in'lɑːdʒmənt]　颈（腰骶）膨大

conus medullaris ['kɔnəs]　脊髓圆锥

filum terminate ['failəm]　终丝

anterior median fissure ['fiʃə]　前正中裂

posterior median sulcus ['sʌlkəs]　后正中沟

anterolateral sulcus　前外侧沟

posterolateral sulcus　后外侧沟

spinal segment ['segmənt]　脊髓节段

anterior （posterior, lateral） horn [hɔːn]　前（后、外侧）角

anterior （posterior, lateral） funiculus　前（后、外侧）束

anterior （posterior, lateral） column　前（后、外侧）柱

intermediate zone [ˌintə'miːdjət]　中间带

anterior grey commissure ['kɔmisjuə]　灰质前连合

posteromarginal nucleus [pɔˌstiərəu'mɑːdʒinəl]　后角边缘核

substantia gelatinosa [sʌb'stænʃiə] [dʒi'lætinəusə]　胶状质

nucleus proprius ['prəupriəs]　后角固有核

reticular formation [ri'tikjulə]　网状结构

nucleus thoracicus [θə'ræsikəs]　胸核

intermediomedial nucleus [ˌintəmiːdiəu 'miːdiəl]　中间内侧核

sacral parasympathetic nucleus [ˌpærəˌsimpə'θetik]　骶副交感神经核

ascending tract [ə'sendiŋ]　上行传导束

descending tracts　下行传导束

propriospinal tracts [ˌprəupriə'spainəl]　脊髓固有束

fasciculus cuneatus [fə'sikjuləs]　楔束

fasciculus gracilis ['ɡræsilis]　薄束

posterior spinocerebellar tract [ˌspainəuseri'belə]　脊髓小脑后束

spinothalamic tract [ˌspainəuθə'læmik]　脊髓丘脑束

corticospinal tract [ˌkɔːtikəu'spainl]　皮质脊髓束

rubrospinal tract [ˌruːbrəu'spainl]　红核脊髓束

medial longitudinal fasciculus [lɔndʒi'tjuːdinl]　内侧纵束

Brain Stem　脑干

encephalon [en'sefələn]　脑

medulla oblongata [me'dʌlə] [ɔbˌlɔŋ'ɡeitə]　延髓

brain stem [stem]　脑干

pons [pɔnz]　脑桥

midbrain ['midbrein]　中脑

cerebellum [seri'beləm]　小脑

diencephalon [daien'sefələn]　间脑

telencephalon [telen'sefələn]　端脑

bulbopontine sulcus [bʌlbəu'pɔntain] ['sʌlkəs]　延髓脑桥沟

pyramid ['pirəmid]　锥体

decussation of pyramid [diːkʌ'seiʃən]　锥体交叉

olive ['ɔliv]　橄榄

basilar part of pons [pɔnz]　脑桥基底部

basilar sulcus　基底沟

middle cerebellar peduncle [serə'belə] [pi'dʌŋkl]　小脑中脚

brachium pontis ['breikjəm] ['pɔntis]　脑桥臂

pontocerebellar trigone [pɔntəuseri'belə]　脑桥小脑三角

cerebral peduncle ['seribrəl] [pi'dʌŋkl]　大脑脚

interpeduncler fossa [intəpi'dʌŋkjulə]　脚间窝

gracile tubercle ['ɡræsail] ['tjuːbəkl]　薄束结节

cuneate tubercle ['kjuːniit, -eit]　楔束结节

inferior/superior cerebellar peduncle　小脑下脚/小脑上脚

superior colliculus [kə'likjuləs]　上丘

inferior colliculus　下丘

rhomboid fossa ['rɔmbɔid]　菱形窝

lateral recess of fouth ventricle　外侧隐窝

striae medullares ['straiiː] [me'dʌləris]　髓纹

median sulcus　正中沟

sulcus limitans ['limitənz]　界沟

medial eminence ['eminəns]　内侧隆起

facial colliculus　面神经丘

hypoglossal triangle [haipəu'ɡlɔsl]　舌下神经三角

vagal triangle ['veigl]　迷走神经三角

area postrema　最后区

vestibular area　前庭区

acoustic tubercle [ə'kuːstik]　听结节

locus ceruleus ['ləukəs] [si'ruliəs]　蓝斑

nucleus of oculomotor nerve ['njuːkliəs] [ɔkjuləu'məutə]　动眼神经核

nucleus of trochlear nerve　滑车神经核

nucleus of abducent nerve [æb'djuːsənt]　展神经核

nucleus of hypoglossal nerve　舌下神经核

motor nucleus of trigeminal nerve　三叉神经运动核

nucleus of facial nerve　面神经核

genu of facial nerve ['dʒiːnjuː]　面神经膝

nucleus ambiguus　疑核

accessory nucleus　副神经核

accessory nucleus of oculomotor nerve　动眼神经副核

superior salivatory nucleus ['sælivətəri]　上泌涎核

inferior salivatory nucleus　下泌涎核

dorsal nucleus of vagus nerve ['veigəs]　迷走神经背核

nucleus of solitary tract ['sɔlitəri]　孤束核

mesencephalic nucleus of trigeminal nerve [mesensi'fælik]　三叉神经中脑核

pontine nucleus of trigeminal nerve ['pɔntain]　三叉神经脑桥核

spinal nucleus of trigeminal nerve　三叉神经脊束核

spinal tract of trigeminal nerve　三叉神经脊束

vestibular nuclei [ve'stibjulə (r)] ['njuːkliai]　前庭神经核

cochlear nucleus ['kɔkliə]　蜗神经核

red nucleus　红核

trapezoid body ['træpizɔid]　斜方体

lateral lemniscus [lem'niskəs]　外侧丘系

substantia nigra [sʌb'stænʃiə] ['nigrə]　黑质

gracile nucleus ['græsail]　薄束核

cuneate nucleus ['kjuːniit,-eit]　楔束核

internal arcuate fibers ['ɑːkjuit,-eit]　内侧弓状纤维

decussation of medial lemniscus [diːkʌ'seiʃən]　内侧丘系交叉

medial lemniscus　内侧丘系

inferior olivary nucleus　下橄榄核

spinothalamic tract ['spainəuθ æ'l æmik]　脊髓丘脑束

trigeminal lemniscus　三叉丘系

anterior spinocerebellar tract　脊髓小脑前束

posterior spinocerebellar tract　脊髓小脑后束

medial longitudinal fasciculus [lɔndʒi'tjuːdinl]　内侧纵束

pyramidal tract [pi'ræmidl]　锥体束

corticospinal tract [ˌkɔːtikəu'spainl]　皮质脊髓束

corticonuclear tract [ˌkɔːtikənjuːkliər]　皮质核束

Cerebellum　小脑

cerebellum [seri'beləm]　小脑

cerebellar hemispheres ['hemisfiə]　小脑半球

tonsil of cerebellum ['tɔnsel]　小脑扁桃体

dentate nucleus ['denteit]　齿状核

emboliform nucleus [em'bɔlifɔːm]　栓状核

globose nucleus [gləubəus]　球状核

fastigial nucleus [fæstidʒiəl]　顶核

primary fissure [prɑiməri]　原裂

anterior lobe [ləub]　前叶

posterior lobe　后叶

flocculonodular lobe [flɔkjuləu'nɔdjulə]　绒球小结叶

archicerebellum [ɑːkiəser'beləm]　原小脑

vestibulocerebellum [vestibjuləuseri'beləm]　前庭小脑

paleocerebellum [pæliəuseri'beləm]　旧小脑

spinocerebellum [spainəuseri'beləm]　脊髓小脑

cerebrocerebellum [seribrəuseri'beləm]　大脑小脑

neocerebellum [niəuseri'beləm]　新小脑

Diencephalons　间脑

diencephalon [dɑien'sefələn]　间脑

dorsal thalamus ['θæləməs]　背侧丘脑

hypothalamic sulcus [haipəu'θæləməs] ['sʌlkəs]　下丘脑沟

internal medullary lamina ['læminə]　内髓板

ventral anterior nucleus [ventrəl] [njuːkliəs]　腹前核

ventral posterolateral nucleus [pɔstərəu'lætərəl]　腹后外侧核

ventral intermediate nucleus [intə'midiət]　腹中间核

ventral posterior nucleus　腹后核

ventral posteromedial nucleus [pɔstərəu'midiəl]　腹后内侧核

metathalamus [metə'θæləməs]　后丘脑

medial geniculate body [dʒə'nikjulit]　内侧膝状体

lateral geniculate body　外侧膝状体

epithalamus [epi'θæləməs]　上丘脑

pineal body [piniəl]　松果体

subthalamus [sʌb'θæləməs]　底丘脑

hypothalamus [haipəu'θæləməs]　下丘脑

optic chiasma ['ɔptik kɑi'æzmə]　视交叉

tuber cinereum [tjubə si'niərjum]　灰结节

infundibulum [infʌn'dibjuləm]　漏斗

hypophysis [haipəufisis]　垂体

supraoptic nucleus [sjuprə'ɔptik]　视上核

paraventricular nucleus ['pærəventrikjulə]　室旁核

infundibular nucleus　漏斗核

telencephalon　端脑

telencephalon［ˌtelenˈsefəˌlɔn］　端脑

cerebral cortex［ˈseribrəl］［ˈkɔːteks］　大脑皮质

cerebral longitudinal fissure［lɔndʒiˈtjuːdinl］　大脑纵裂

cerebral transverse fissure　大脑横裂

cerebral sulci［ˈsʌlsai］　大脑沟

cerebral gyri［ˈdʒairai］　大脑回

central sulcus［ˈsʌlkəs］　中央沟

lateral sulcus　外侧沟

parietooccipital sulcus［pəˌraiətɔɔkˈsipitəl］　顶枕沟

frontal lobe　额叶

parietal lobe［pəˈraiətəl］　顶叶

temporal lobe［ˈtempərəl］　颞叶

occipital lobe［ɔkˈsipitəl］　枕叶

insula［ˈinsjulə］　岛叶

precentral sulcus　中央前沟

precentral gyrus［ˈdʒairəs］　中央前回

postcentral sulcus　中央后沟

postcentral gyrus　中央后回

superior/inferior frontal sulcus　额上/下沟

superior/middle/inferior frontal gyrus　额上/中/下回

superior parietal lobule［ˈlɔbjuːl］　顶上小叶

inferior parietal lobule　顶下小叶

supramarginal gyrus［sjuːprəˈmaːdʒinəl］　缘上回

angular gyrus　角回

superior/inferior temporal sulcus　颞上/下沟

superior/middle/inferior temporal gyrus　颞上/中/下回

transverse temporal gyrus　颞横回

paracentral lobe　中央旁小叶

cingulate gyrus［ˈsingjuleitid］　扣带回

cingulate sulcus　扣带沟

calcarine sulcus［ˈkælkərain］　距状沟

cuneus［ˈkjuːniəs］　楔叶

olfactory tract［ɔlˈfæktəri］　嗅束

olfactory bulb［bʌlb］　嗅球

olfactory trigone　嗅三角

occipitotemporal sulcus［ɔkˌsipitəuˈtempərəl］　枕颞沟

collateral sulcus　侧副沟

hippocampus［ˌhipəˈkæmpəs］　海马

parahippocampal gyrus　海马旁回

uncus［ˈʌŋkəs］　钩

medial occipitotemporal gyrus　枕颞内侧回

lateral occipitotemporal gyrus　枕颞外侧回

hippocampal sulcus　海马沟

dentate gyrus　齿状回

hippocampal formation　海马结构

septal area［ˈseptl］　隔区

limbic lobe［ˈlimbik］　边缘叶

first somatic motor area［səˈmætik］　第Ⅰ躯体运动区

first somatic sensory area　第Ⅰ躯体感觉区

visual area［ˈvizjuəl］　视觉区

auditory area［ˈɔːditəri］　听觉区

motor speech area　运动性语言中枢

auditory speech area　听觉性语言中枢

writing area　书写中枢

visual speech area　视觉性语言中枢

basal nuclei［ˈnjuːkliai］　（nucleus 的复数）基底核

corpus striatum［ˈkɔːpəs］［straiˈeitem］　纹状体

caudate nucleus［ˈkɔːdeit］［ˈnjuːkliəs］　尾状核

lentiform nucleus［ˈlentiˌfɔːm］　豆状核

putamen［pjuːˈteimən］　壳

globus pallidus［ˈgləubəs］［ˈpælidəs］　苍白球

claustrum［ˈklɔːstrəm］　屏状核

amygdaloid body［əˈmigdəlɔid］　杏仁体

lateral ventricle　侧脑室

interventricular foramen　室间孔

association fibers　联络纤维

commissural fibers［ˌkɔmiˈsjuərəl］　连合纤维

corpus callosum［kəˈlɔsəm］　胼胝体

anterior commissure　前连合

fornix［ˈfɔːniks］　穹隆

fornical commissure　穹隆连合

projecting fibers　投射纤维

internal capsule　内囊

limbic system　边缘系统

Spinal nerves　脊神经

peripheral nervous system［pəˈrifərəl］　周围神经系统

autonomic nervous system［ˌɔːtəuˈnɔmik］　自主神经系统

spinal/cervical/thoracic/lumbar/sacral/coccygeal nerve　脊/颈/胸/腰/骶/尾神经

pseudounipolar neuron［ˌsjuːdəuˈjuːniˈpəulə］

［'njʊərɔn］　假单极神经元

spinal ganglion(ganglia)［'gæŋɡliən］(［'gæŋɡliə］)　脊神经

somatic afferent fiber［səʊ'mætik］［'æfərənt］　躯体传入纤维

visceral afferent fiber［'visərəl］　内脏传入纤维

somatic efferent fiber［'efərənt］　躯体传出纤维

visceral efferent fiber　内脏传出纤维

posterior branch　后支

anterior branch　前支

meningeal branch［mi'nindʒəl］　脊膜支

communicating branch　交通支

cervical/brachial/lumbar/sacral plexus　颈/臂/腰/骶丛

lesser occipital nerve［ɔk'sipitl］　枕小神经

great auricular［ɔː'rikjulə］　耳大神经

transverse nerve of neck　颈横神经

supraclavicular nerve［ˌsjuːprəklə'vikjʊlə］　锁骨上神经

phrenic nerve［'frænik］　膈神经

long thoracic nerve　胸长神经

suprascapular nerve［ˌsjuːprə'skæpjulə］　肩胛上神经

dorsal scapular nerve　肩胛背神经

thoracodorsal nerve［ˌθɔːrəkəʊ'dɔːsəl］　胸背神经

lateral(medial) pectoral nerve［'pektərəl］　胸外(内)侧神经

musculocutaneous nerve［ˌmʌskjʊləʊˌkju'teinjəs］　肌皮神经

lateral antebrachial cutaneous nerve［ˌænti'breikiəl］［kju'teinjəs］　前臂外侧皮神经

median nerve［'miːdjən］　正中神经

common palmar digital nerve［'pælmə］　指掌侧总神经

proper palmar digital nerve［'pælmə］　指掌侧固有神经

ulnar nerve［'ʌlnə］　尺神经

radial nerve［'reidjəl］　桡神经

axillary nerve［æk'siləri］　腋神经

intercostal nerve［ˌintə'kɔstəl］　肋间神经

subcostal nerve［sʌb'kɔstəl］　肋下神经

sternal angle［'stəːnl］　胸骨角

xiphoid process［'zifɔid］　剑突

costal arch　肋弓

umbilicus［ʌm'bilikəs］　脐

anterior superior iliac spin　髂前上棘

iliohypogastric nerve［ˌiliəʊˌhaipə'ɡæstrik］　髂腹下神经

ilioinguinal nerve［ˌiliəʊ'iŋɡwinl］　髂腹股沟神经

lateral femoral cutaneous nerve［'femərəl］　股外侧皮神经

femoral nerve　股神经

obturator nerve［'ɔbtjʊəreitə］　闭孔神经

genitofemoral nerve［ˌdʒenitəʊ'femərəl］　生殖股神经

lumbosacral trunk［ˌlʌmbəʊ'seikrəl］　腰骶干

superior(inferior) gluteal nerve［ɡluː'tiəl,'ɡluːtiəl］　臀上(下)神经

pudendal nerve［pjuː'dendəl］　阴部神经

anal nerve［'einəl］　肛神经

perineal nerve［ˌperi'niːəl］　会阴神经

dorsal nerve of penis(clitoris)　阴茎(阴蒂)背神经

posterior femoral cutaneous nerve　股后皮神经

sciatic nerve［sai'ætik］　坐骨神经

tibial nerve［'tibiəl］　胫神经

medial(lateral) plantar nerve［'plæntə］　足底内/外侧神经

medial(lateral) sural cutaneous nerve［'sjuərəl］　腓肠内/外皮神经

common peroneal nerve［ˌperə'niəl］　腓总神经

sural nerve　腓肠神经

superficial(deep) peroneal nerve　腓浅(深)神经

Cranial nerves　脑神经

cranial nerves［'kreinjəl］　脑神经

olfactory nerve［ɔl'fæktəri］　嗅神经

optic nerve［'ɔptik］　视神经

oculomotor nerve　动眼神经

ciliary ganglion［'siliəri］［'ɡæŋɡliən］　睫状神经节

trochlear nerve［'trɔkliə］　滑车神经

trigeminal nerve　三叉神经

trigeminal ganglion　三叉神经节

ophthalmic nerve［ɔf'θælmik］　眼神经

frontal nerve　额神经

lacrimal nerve［'lækliməl］　泪腺神经

supraorbital nerve［'sjuːprə'ɔːbitl］　眶上神经

maxillary nerve　上颌神经

infraorbital nerve［infrə'ɔːbitl］　眶下神经

pterygopalatine nerve［ˌterigəu'pælətain］　翼腭神经

mandibular nerve［mæn'dibjulə］　下颌神经

lingual nerve［'liŋwəl］　舌神经

inferior alveolar nerve [æl'viələ, ælvi'əulə]　下牙槽
　神经

abducent nerve　展神经

facial nerve　面神经

geniculate ganglion [dʒi'nikjulit]　膝神经节

chorda tympani ['kɔːdə] ['timpənai]　鼓索

intermediate nerve　中间神经

greater petrosal nerve [pi'trəusəl]　岩大神经

temporal branches ['tempərəl]　颞支

zygomatic branches [zaigə'mætik]　颧支

buccal branches ['bʌkəl]　颊支

marginal mandibular branch　下颌缘支

cervical branches　颈支

pterygopalatine ganglion　翼腭神经节

submandibular ganglion　下颌下神经节

vestibulocochlear nerve　前庭蜗神经

vestibular nerve　前庭神经

vestibular ganglion　前庭神经节

cochlear nerve　蜗神经

cochlear ganglion　蜗神经节

glossopharyngeal nerve　舌咽神经

superior ganglion　上神经节

inferior ganglion　下神经节

vagus nerve ['veigəs]　迷走神经

superior laryngeal nerve　喉上神经

recurrent laryngeal nerve [ri'kʌrənt]　喉返神经

anterior gastric branches　胃前支

hepatic branches　肝支

posterior gastric branches　胃后支

celiac branches ['siːliæk]　腹腔支

accessory nerve　副神经

hypoglossal nerve　舌下神经

Visceral nervous System　内脏神经

somatic [səu'mætik]　躯体神经

visceral nervous ['visərəl]　内脏神经

sympathetic nerve [ˌsimpə'θetik]　交感神经

parasympathetic [ˌpærəˌsipə'θetik]　副交感神经

preganglionic fibers [priˌgæŋgli'ɔnik]　节前纤维

paravertebral ganglia ['gæŋgliə]　椎旁节

sympathetic trunks [trʌnks]　交感干

cranial portion ['kreinjəl]　颅部

accessory nucleus of oculomotor [æk'sesəri]
　[ˌɔkjuləu'məutə]　动眼神经副核

ciliary ganglion ['siliəri] ['gæŋgliən]　睫状神经节

superior salivatory nucleus ['sælivətəri]　上泌延核

pterygopalatine ganglion [ˌterigəu'pælətain]　翼腭神
　经节

submandibular ganglion [ˌsʌbmæn'dibjulə]　下颌下
　神经节

sublingual glands [sʌb'liŋgwəl]　舌下腺

otic ganglion ['əutik]　耳神经节

parotid gland [pə'rɔtid]　腮腺

dorsal nucleus of vagus ['veigəs]　迷走神经背核

sacral portion ['seikrəl]　骶部

pelvic splanchnic ['pelvik] ['splæŋknik]　盆内脏
　神经

referred pain [ri'fəː]　牵涉痛

cardiac plexus ['kɑːdiæk]　心丛

pulmonary plexus ['pʌlmənəri]　肺丛

celiac plexus ['siːliæk]　腹腔丛

abdominal aortic [ei'ɔːtik]　腹主动脉

hypogastric plexus [ˌhaipəu'gæstrik]　腹下丛

pelvic plexus ['pelvik]　盆丛

greater splanchnic ['splæŋknik]　内脏大神经

hepatic plexus [hi'pætik]　肝丛

pancreatic plexus [ˌpæŋkri'ætik]　胰丛

splenic plexus ['splenik]　脾丛

superior mesenteric plexus [ˌmesən'terik]　肠系膜
　上丛

thoracic ganglia [θɔː'ræsik]　胸神经节

aorticorenal ganglia [eiˌɔːtikə'riːnl]　主动脉肾节

Nervous Pathways　神经传导通路

nucleus proprius ['prəupriəs]　（后角）固有核

fasciculus gracilis [fə'sikjuləs] ['græslis]　薄束

fasciculus cuneatus ['kjuːniiːtəs]　楔束

spinothalamic tract [ˌspainəuˌθə'læmik]　脊髓丘脑束

corticospinal tract [ˌkɔːtikəu'spainl]　皮质脊髓束

gracile nucleus ['græsail]　薄束核

cuneate nucleus ['kjuːniit,-eit]　楔束核

medial lemniscus [lem'niskəs]　内侧丘系

trigeminal lemniscus [trai'dʒeminəl]　三叉丘系

corticonuclear tract　皮质核束

ventral posteromedial nucleus　腹后内侧核

lateral geniculate body [dʒi'nikjulit]　外侧膝状体

thalamus ['θæləməs]　丘脑

telencephalon [ˌtelen'sefəlɔn]　端脑

internal capsul ['kæpsjuːl]　内囊

optic chiasma [kai'æzmə]　视交叉

retina［'retinə］　视网膜

pretectal area［priː'tektəl］　顶盖前区

sphincter pupillae［'sfiŋktə］［pjuː'piliː］　瞳孔括约肌

hypoglossal nucleus［ˌhaipəu'glɔsəl］　舌下神经核

atrophy［'ætrəfi］　萎缩

tonicity［tə'nisiti］　（肌）张力

pathological reflexes［ˌpæθə'lɔdʒikəl］　病理反射

spastic paralysis［'spæstik］［pə'rælisis］　硬（痉挛性）瘫

flaccid paralysis［'flæksid］　软瘫

supranuclear/infranuclear paralysis　核上/下瘫

pyramidal system［pi'ræmidl］　锥体系

initiate［i'niʃieit］　发动

extrapyramidal system［ˌekstrəpi'ræmidəl］　锥体外系

Meninges and Blood Vessels of Brain and Spinal Cord，Cerebrospinal Fluid　脑和脊髓的被膜、血管及脑脊液

meninges［mi'nindʒiːz］　（脑、脊）膜

membranes［'membreins］　膜

dura mater［'djuərə］［'meitə］　硬膜

arachnoid mater［ə'ræknɔid］　蛛网膜

pia mater［'paiə］　软膜

epidural space［ˌepi'djuərəl］　硬膜外隙

subarachnoid space［ˌsʌbə'ræknɔid］　蛛网膜下隙

epidural anesthesia［ˌænis'θiːzjə］　硬膜外麻醉

lumbar puncture［'pʌŋktʃə］　腰穿

cerebellomedullary cistern［ˌseri'beləuˌme'dʌləri］［'sistən］　小脑延髓池

cerebral falx［'seribrəl］［fælks］　大脑镰

tentorium of cerebellum［ten'tɔːriəm］［ˌseri'beləm］　小脑幕

arachnoid granulations［ˌɡrænju'leiʃəns］　蛛网膜粒

choroids plexuses［'kɔːrɔids］　脉络丛

cavernous sinus［'kævənəs］［sainəs］　海绵窦

superior sagittal sinus［'sædʒitl］　上矢状窦

straight sinus［'streit］　直窦

confluent of sinus［'kɔnfluənt］　窦汇

sigmoid sinus［'sigmɔid］　乙状窦

inferior petrosal sinus［pi'trəusəl］　岩下窦

internal jugular vein［'dʒʌgjulə］　颈内静脉

internal carotid artery［kə'rɔtid］　颈内动脉

cerebral arterial circle（Willis'circle）［aː'tiəriəl］［'wilis］　大脑动脉环

ascending cervical aorta［ə'sending］［'səːvikəl］　颈升动脉

cerebrospinal fluid（CSF）［ˌseribrəu'spainl］［'fluːid］　脑积液

lateral ventricles［'ventrikl］　侧（脑）室

interventricular foramina［ˌintəven'trikjulə］［fə'ræminə］　室间孔

cerebral aqueduct［'ækwidʌkt］　大脑水管

hydrocephalus［ˌhaidrəu'sefələs］　脑积水

blood-brain barrier［'bæriə］　血-脑屏障

Endocrine System　内分泌系统

endocrine gland［'endəukrain］［glænd］　内分泌腺

thyroid gland［'θaiˌrɔid］［glænd］　甲状腺

thyroxine［θai'rɔksi(ː)n］　甲状腺素

parathyroid gland［ˌpærə'θairɔid］　甲状旁腺

parathyroid hormone［ˌpærə'θairɔid］［hɔː'məun］　甲状旁腺素

suprarenal gland［ˌsjuːprə'riːnl］　肾上腺

mineralocorticoid［ˌminərəlou'kɔːtiˌkɔid］　盐皮质激素

glucocorticoid［ˌgluːkou'kɔːtiˌkɔid］　糖皮质激素

androgen［'ændrədʒən］　雄激素

oestrogen［'ɔːstrədʒən］　雌激素

adrenaline［ə'drenəlin］　肾上腺素

norepinephrine［ˌnɔːrepi'nefrin］　去甲肾上腺素

hypophysis［hai'pɔfəsis］　垂体

growth hormone［grəuθ'hɔːˌməun］　生长激素

prolactin［prə'læktin］　催乳素

melatonin［ˌmelə'təunin］　褪黑激素

pineal body［pai'niəl'bɔdi］　松果体

pancreatic islets［ˌpæŋkri'ætik］［'ailəts］　胰岛

insulin［ˌinsəlin］　胰岛素

thymus［'θaiməs］　胸腺

thymosin［'θaiməsin］　胸腺素

thymopoietin［θaiməpɔi'etin］　促胸腺生长素

gonad［ˌɡəunæd］　性腺

testosterone［tes'tɔstərəun］　睾丸酮

progestogen［prəudʒes'təudʒen］　孕激素

（洪乐鹏）